# 这书能让你轻松戒烟

## 你与戒烟之间
## 只差这本书的距离！

王牧之◎编著

文化发展出版社
Cultural Development Press

**图书在版编目（CIP）数据**

这书能让你轻松戒烟 / 王牧之编著 . — 北京 ：文
化发展出版社，2019.12
ISBN 978-7-5142-2898-4

Ⅰ ．①这… Ⅱ ．①王… Ⅲ ．①戒烟－基本知识 Ⅳ ．
①R163.2

中国版本图书馆 CIP 数据核字（2019）第 263418 号

**这书能让你轻松戒烟**

编　　著：王牧之

责任编辑：周　晏
产品经理：杨郭君
监　　制：白　丁
出版发行：文化发展出版社有限公司（北京市翠微路 2 号）
网　　址：www.wenhuafazhan.com
经　　销：各地新华书店
印　　刷：三河市冀华印务有限公司

开　　本：700mm×980mm　1/16
字　　数：132 千字
印　　张：15.5
版　　次：2020 年 2 月第 1 版　　2020 年 2 月第 1 次印刷
ISBN：978-7-5142-2898-4
定　　价：42.00 元

本书若有质量问题，请拨打电话：010-82069336

这是一本关于戒烟的书，更是一本关于如何掌控自己人生的书。戒烟到底能不能成功，关键在于能不能摆脱上瘾机制的纠缠，而上瘾机制对我们的影响，绝不只是烟瘾这么简单。几乎所有跟上瘾机制有关的事物都在试图跟我们争夺人生的操控权。除了香烟外，比如被称为"剁手"的买买买，比如一看就停不下来的小视频，这些导致我们人生失控的现象背后，都有上瘾机制的影子。不过，在这本书中，"烟瘾"是我们选的靶子，因为在所有让我们丧失人生掌控权的"上瘾"中，它是最明显的，也是最顽固的。

本书一共分为七章，前两章的内容主要是帮读者认识为什么我们会对吸烟上瘾。第一章从上瘾机制入手，第二章偏向社会和心理层面。这两章内容让我们从生理、社会和心理三个层面了解吸烟成瘾的原因，以便更好地讨论戒烟这个话题。

而接下来的第三章、第四章两章内容就是在了解烟瘾形成原因的基础上，对戒烟进行的讨论。第三章深入阐述了在讨论戒烟这个话题的时候，烟民们的真实心理状态。这是戒烟难非常重要的一个原因，因为从根本上来说，很多人从来没有真正想过要戒烟。很多时候都是别人想要他们戒烟，而不是他们真的想要戒烟。怎么解决这个问题呢？这就是第四章的内容。为什么那么多的抽烟者明明看见了烟盒上写着"吸烟有害健康"，还是会不停地吸烟？因为这几个字缺乏细节和说服性，根本就起不到警示的作用。所以第四章的主要内容是吸烟和几种常见重症的内在关系，也就是为了让吸烟者自发地产生戒烟的念头。

接下来的第五章，就落实到具体的戒烟行动上了。第五章的内容主要是从心理上做好真正要戒烟的准备，只有做好了充分的心理准备，才能把戒烟进行到底。后面的第六章和第七章分别从社交心态和生活细节等几个角度给出了几种切实有效的戒烟方法，具有很强的针对性和操作性。

这是一本关于戒烟的书，但是读者不只限于想要戒烟的抽烟者，还包括想要让家人戒烟的二手烟受害者，或者是希望孩子远离香烟和上瘾症的家长。这本书不仅有上瘾症机制分析和戒烟的具体方法，还有抽烟者的心理分析，为的就是让抽烟者从心理层面看待自己的烟瘾，同时也让抽烟者的家人走进他们的内心，以更加科学的方式帮助他们戒烟，而不是一味地强制反对或是无休止地争吵。毕竟戒烟或是其他所有的上瘾症的戒断都不是个人的事情，他需要身边的人，甚至是社会的帮助。

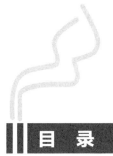

## 目　录

## 第③章
## 在讨论戒烟时，我们在想什么
------------------

## 第④章
## 把"吸烟有害健康"说清楚
------------------

## 第⑤章
## 戒烟之前你应该了解的真相
- - - - - - - - - - - - - -

## 第⑥章
## 戒烟不是一个人的事儿
- - - - - - - - - - - - - -

# 第⑦章
# 戒烟要坚持，管理好心态

- - - - - - - - - - - - -

第**1**章

# 戒烟，就是要逃离上瘾机制

## 上瘾机制的"三剑客"：烟草、酒精、咖啡因

随着国家《禁烟令》的颁布，现在已经进入了全民禁烟的时代。戒烟和禁烟已经成了每个人都责无旁贷的事情，而我国有着深厚的烟酒文化，有着将近四亿的抽烟者，占人口总数的四分之一左右。在成人中的比例就更高了。可以说有不抽烟的个人，但是很少有不抽烟的交际圈。在全民禁烟时代，戒烟者或劝诫者，每个人都有各自的责任，因为在不久的将来，我们现在的烟民终究都会变成"烟贼"。公共场所到处都是禁烟标志，他们只能偷偷摸摸地这儿抽两口，那儿抽两口，其行为就跟做贼无异。而

且，抽烟还事关自身和亲友们的健康，于公于私戒烟禁烟都势在必行。

可是，一说到戒烟的话题，很多抽烟者都没有信心。因为在大家的印象中，戒烟是一件并不怎么容易做到的事情。成功戒烟到底有多难呢？数据显示：70%五年以上的抽烟者尝试过戒烟，但是仅凭自己的毅力能够做到超过一年不吸烟的人不超过尝试戒烟者的5%。从戒烟成功比例来看，戒烟看起来真的是挺困难的。其实，这里面有个非常关键的信息，那就是这些成功率很低的戒烟者，他们都是单纯依靠自己的毅力在"死磕"。这样的戒烟方式是很难成功的，就算是将来成为"烟贼"的时候也很难成功。在人们抽烟的历史上，烟民们面对过比这要严峻得多的局面，但是因为他们也是死磕，还是没能遏制住吸烟风气的蔓延。

这事儿还要从烟草刚刚在社会上形成风气的时候开始说起。美国作家戴维·考特莱特的《上瘾五百年》介绍说，大概从1620年烟草开始成为一种全球性的作物，同时烟瘾也开始在全世界形成。那时候不同地区的烟民们享受烟草的方式各有不同。有嚼食的，有用嘴吸的，还有用鼻子闻的。但是一开始热衷于烟草带来的快感的主要是士兵、水手、商人、移民、佣工和难民这样一些处于社会底层的群体。政府和教会以及一些上层社会的人士则对烟草表现出强烈的反对，虽然各国的统治者采取的应对方式不一样，但是他们的态度是一致的。那时候，俄罗斯会对那些抽烟者施以残酷的刑罚，会遭到放逐甚至是被割掉鼻子。土耳其的一些统治者会把抽烟用的烟斗杆插进抽烟者的鼻子，抽烟的神职人员会被教会革除教籍。这些惩罚不仅是严惩，甚至已经是残酷了，但是依然没能帮助抽烟者抵抗住烟草的诱惑。来自烟草的诱惑不仅没有因为统治者的高压政策而遏制，反而愈演愈烈。没过多久，对于烟草的迷恋已经跨越了国家、地域、性别和阶层，慢慢变成一种社会性的热潮。

烟草在高压下野蛮成长的过程，与其说是烟草的魅力，不如说是上瘾机制对人们的控制。这么说来，大家是不是觉得上瘾机制简直就是一个魔鬼般的存在呢？是不是觉得这上瘾机制太可怕了，我们简直没有任何反抗能力，戒烟也似乎没有任何必要了。其实，这种心态完全没有必要。所谓的上瘾机制绝对不是不可对抗的，在抽烟这件事上，人们之所以表现得这么不堪一击，其根本原因就是，我们根本就没有意识到它的存在。长期以来，我们都把戒烟难的责任推在烟草身上，因为它是魔力无边的"地狱草"。我们不知道它的存在，也就不会了解它，更不太可能去战胜它了。

对于上瘾机制，我们首先要看到的是，它没有我们想象中的那么可怕。烟瘾不过是上瘾机制中的一种，除了烟瘾之外，我们生活中还有很多让我们司空见惯的东西也跟上瘾机制有着很大的关系。了解了这些以后，或许对上瘾机制就不会那么谈之色变了。比如茶、咖啡、可乐和各种酒精饮品，这些是我们生活中随处可见的东西，也是影响非常广泛的"瘾品"。没错，就是容易激发上瘾机制的物品。如果从影响的广泛程度来说，我们最害怕的烟草在非药品类的"瘾品"中只能排第三位。而排在烟草前面的就是我们习以为常的含有咖啡因和酒精的物品，这些东西充斥着我们的生活，但是我们并未觉得喝点小酒、品点茶或者是灌点可乐有什么大不了的。虽然不让饮茶或者是没办法再喝可乐的话，一开始也会觉得有些不习惯，但是完全不会像戒烟那么让人难以坚持。不可否认，要戒断烟草对我们的影响，确实要比这些更难一些。只要我们了解清楚烟草和酒精操控我们的上瘾机制的内在原理，做到知己知彼，要摆脱上瘾机制对我们的掌控，也不是什么难以做到的事情。

戒烟比较困难，但是戒烟这事儿已经到了非做不可的时候了。戒烟难，在于很多时候我们都是在凭着自己的一腔热情跟"瘾品"死磕，对于真正操控我们的上瘾机制却一无所知。想要让戒烟变得不那么难，我们首先要做的就是深入了解那个一直躲在"瘾品"背后操控我们的上瘾机制。如果我们对上瘾机制了解得足够深入，我们还会有意想不到的惊喜。因为这个上瘾机制关系到的不只是烟瘾、酒瘾，生活中很多让自己欲罢不能的东西，也许会因为我们对上瘾机制的了解而与我们达成和解呢。

## 每次烟瘾的胜利都是"元认知"的沦陷

戒烟成功难，那是因为很多人都在靠自己的毅力死磕。而一个人一旦戒烟失败，大家的第一感觉是这个人的毅力不行，自控力不行。很多时候就连戒烟者自己也会这么认为，为什么所有的人都会把戒烟和毅力还有自控能力联系在一起呢？这是人们的想当然，还是这中间确实有着千丝万缕的联系？要弄明白这个问题，我们得先从成瘾症和我们的大脑之间的关系说起。当然，这里的成瘾症指的不只是烟瘾，还包括其他方面的上瘾现象。所谓的成瘾症，指的就是人们处于某种强烈的渴求，不惜任何成本，长期重复涉及某一种事物。比如，由于对烟草尼古丁的强烈渴求，每天不停地抽烟；由于对酒精的强烈渴求，每天把自己灌醉，以及上班后赶紧冲上一杯咖啡才能坐下来工作，等等，这些都是成瘾症最典型的表现。这种成瘾症跟我们的大脑之间存在一种什么样的关系呢？现在科学研究证明，所有的成瘾症都可以看作是大脑的一种病理状态。能够造成大脑这种病理状态的绝不仅仅是尼古丁、酒精和咖啡因等这些"瘾品"，甚至包括在我们平常看来跟成瘾没有任何关系的物品和活动。比如书画和其他艺术品，比如让我们刷到根本停不下来的抖音和快手，让我们不惜花费大量时间和精力，甚至因此而错过很多重要的东西。

虽然，除了烟瘾和酒瘾之外，很多时候，我们并不把这些情况看成是上瘾，但是它们真的跟成瘾症有关，而且这些事物一旦构成成瘾症，给我们的生活带来失控的影响并不比烟、酒要小，甚至还会更大。因为它们都满足成瘾症的必要条件，都能激起人们强烈的渴望，进而让我们不计代价地去摄取更多而无法停下来。而且它们都会让我们构成某种成本的严重消耗。这种上瘾还有一个共同点就是，它们发挥影响的内在机制。也就是说，它们和我们大脑之间的关系都是一样的，这就不得不提到人类大脑的一个非常重要的功能"元认知"。

元认知是心理学中一个很重要的概念，由美国心理学家
J.H. 弗拉维尔提出。怎么理解这个元认知呢？为了更好地跟这个世
界相处，我们的大脑不得不进行两种活动，一种是认识和感知外部
世界的一切信息，这种精神活动在心理学上被称为认知活动。还有
一种就是用于监控和调解人的认知活动的精神活动，人们用这种
精神活动来对自己的感知、记忆和思维进行判定和甄别以及调整。
实际上就是对这些认知活动的再认知，这就是我们要说的元认知，
也就是关于认知的认知。元认知就像我们对外部世界认知时的一道
防火墙和纠错系统，当一个人的元认知能力正常时，一些对自己有
害的行为就能得到及时纠正。就拿抽烟这件事儿来说吧，当一个抽
烟者抽烟上瘾以后，他就会本能地把抽烟当作一件非常享受、愉
悦、满足的事情。这就是他对抽烟这件事的认知，觉得抽烟是一件
好事，这明显是不正确的。如果他的元认知能力没有受到干扰的话，
就会综合各种信息对这种认知进行再认知。这其实就是抽烟者在抽
烟后的精神状态，很多抽烟者在平时都会有想要戒烟的想法就是
因为这种元认知能力在起作用。那么，为什么一旦烟瘾发作的时候，
这种我应该戒烟的想法就荡然无存了呢？这是因为，对想要烟草的
强烈渴望已经导致了这种元认知能力的严重受损，甚至是彻底"沦
陷"。失去了元认知这道防火墙和纠错系统，此时的认知就算是错

误的也无法被元认知识别。

抽烟这件事是这样，喝酒也是一样。很多喝酒上瘾的人，每次酒醒之后，特别是因为喝酒付出了沉痛代价之后，都会痛心疾首地表示：从今以后自己再也不喝酒了，有人甚至还会因此发下毒誓。这时候他的元认知能力基本上还是能够正常运行的，可是一旦再次上了酒桌，美酒当前，对于美酒的强烈渴望就会瞬间攻陷元认知能力，对于喝酒这件事已经完全无法正常思考了。

再如减肥这件事，很多减肥无效或者是越减越肥的人，其实都是一定程度的美食成瘾症患者。在某些时候，他们对美食的渴望强烈到无以复加。不管之前他对于减肥这件事下过多么大的决心，或者做了多少详尽的计划，以及对自己的生活和身体健康的影响有着多么深刻的理解，都会因为对美食的渴求将之统统抛到脑后。说到底，也是因为他们对食物的强烈渴望战胜了自己的"元认知"，然后就有了各种类似"不吃饱怎么有力气减肥"的神奇话语。

这就是成瘾症的秘密，也是上瘾机制和大脑之间的关系，同时也是为什么那么多的人把能不能戒烟跟毅力和自控力联系在一起的原因。因为所有的成瘾症都是"瘾品"对于大脑中元认知能力的破坏，也是各种"瘾品"对大脑机制的破坏。这种"瘾品"可以是一种物品，比如烟草、酒水，也可以是某种活动。只要是能够激起我们强烈渴望的事物都有可能成为让我们染上成瘾症的"瘾品",它们都会不断地对我们的元认知能力进行攻击。等到元认知能力被攻陷,偶尔不作为的时候,成瘾症就已经找上我们了。如果是经常性地失灵,那就说明成瘾症已经越来越严重了,随着我们的元认知能力遭受的破坏越来越严重,最终的结果有可能是彻底成瘾。古人说"玩物丧志",对这个丧志的"志"很多人都解释为"志气""意志"。其实如果从成瘾症的角度对我们大脑的影响来看,这个"志"更准确的解释应该是元认知的能力。明白了这一点,就应该知道成瘾症能够控制我们,本质上是因为我们认知能力被摧毁,而不是毅力不够坚定。不是因为那些人不够坚强,而是在"瘾品"的不断刺激下,他们的大脑都病了。

## 看得见的好处，来自尼古丁的诱惑

从成瘾症的形成过程中我们得知，所有的成瘾都是元认识的沦陷。可是要先把烟瘾这件事说清楚，光了解这些还是不够的。我们需要更加清楚地了解香烟到底是怎么一步步突破元认知的防御阵线的，了解这些对于我们做好戒烟这件事起着非常重要的作用。为什么我们抽烟会上瘾，这要先从烟草燃烧时香烟烟雾中非常重要的成分——尼古丁说起。

在我们抽烟的时候，香烟燃烧释放出的有毒物质可以超过4000种。但是这其中很大一部分会残留在香烟烟头的灰烬中，比如氨、醋酸和纤维素以及塑料材料等。这些都是较大固体颗粒的部分，还有一些更加细微的微小颗粒和有害气体也会占据很大一部分，它们会跟香烟的烟雾一起被我们吸入体内。被我们吸进体内的香烟烟雾中的尼古丁就是抽烟上瘾的最重要物质。尼古丁还有一个名字叫作"烟碱"，有着非常大的毒性，一支香烟里所含的尼古丁可以毒死一只小白鼠，一包烟20支香烟中的尼古丁合在一起则可以毒死一头牛。而要毒死一个成年男子需要的剂量也不过是50~70毫克，而这个剂量的尼古丁只需要20~25支香烟。尼古丁除了是有毒物质以外，还是上瘾剂和缓解剂。而抽烟上瘾就是尼古丁上瘾剂的原因。现在我们先了解一下尼古丁是怎么破坏元认知让我们上瘾的。

要想揭开尼古丁让我们上瘾的秘密，先得从我们的脑神经细胞构造说起。我们的脑神经细胞跟身体其他的细胞构造不同。我们的每一个脑神经细胞都是由一支叫作"轴突"的长突起和多支树状突起连接而成的小型网络。再由这些神经细胞连接在一起形成更加复杂精密的脑神经网络，正是有这个神经网络的存在，我们大脑的各种功能才得以正常运转。而这些脑神经细胞之间想要传递不同的信息，就得依靠神经递质不停地刺激这种"突触"。研究证明，这种在神经细胞之间传递信息的递质并不是单一的，它们跟我们的各种情绪、记忆、思维活动等有着非常密切的关系。

在这些递质中有两种跟情绪和感受相关，分别是儿茶酚胺和多巴胺。儿茶酚胺能够引起脑波波形的变化，而多巴胺却能够给我们带来强烈的舒适感。这两种递质却都是尼古丁作用于大脑的受体，当尼古丁作用于大脑之后不仅能够调节儿茶酚胺的释放情况，还能导致多巴胺分解酶的不断减少。而一旦这种分解酶变少，多巴胺的数量就会在短期内迅速增加，这样就能给我们带来平静、愉悦的情感体验。很多人说抽烟能够提神醒脑、缓解压力，能让我们集中注意力，而一旦离开了香烟就会变得心烦意乱、焦躁不安，就是因为香烟中的尼古丁对于脑神经中的递质尤其是儿茶酚胺和多巴胺的影响而起到的作用。

大脑中的这些受体还不是尼古丁受体的全部，尼古丁的受体遍布我们身体的各个部位，只不过是脑部的受体会更多一些，而位于大脑边缘的部位，尼古丁的受体越发密集。而当这个区域受到尼古丁刺激的时候，为我们带来的愉悦体验也最为强烈。人们就给大脑中的这个区域取了一个形象的名字，叫作"奖励区域"，每当这个区域受到来自尼古丁的刺激，大脑就会颁发奖励给我们，让我们体验到平静和愉悦。当然，尼古丁对我们脑神经的影响还不止这些。儿茶酚胺和多巴胺是目前研究能证明的两种重要的因素，还有很多受体在这个过程中所发挥的作用有待进一步研究。不过，可以肯定的是，除了儿茶酚胺和多巴胺之外，其他受体在烟瘾形成过程中也起着不同的作用，虽然其中的机制目前还不是很透彻。香烟通过烟雾中的尼古丁作用于脑神经细胞的递质触发大脑的奖励机制，让我们形成对这种愉悦感的强烈渴求，以至于不断地对元认知能力发起破坏，到此形成瘾症的机制原理已经非常清楚了。

由此我们不难明白，在抽烟这件事上，元认知能力不断沦陷而形成烟瘾，看起来像是心理和精神活动的结果，其实本质却是一系列物质刺激的结果。并不是抽烟的人意志力薄弱，或者是元认知能力不足，在快感面前主动退让，而是因为这一系列物理性刺激造成的脑神经系统的功能性失调。明白了这一点，或许我们就能够对那些抽烟上瘾的人多一些理解和宽容，少一些责备责难。

## 香烟是成年人的安抚奶嘴吗？

有爱吃零食、喝饮料习惯的人，在零食以及饮料面前根本就没任何抵抗力，一旦开始就很难停下来。这是因为饿，还是因为零食太好吃，饮料太美味？对于大多数人来说，都不是。他们就是纯粹地想吃，就是很享受这个吃的过程。用他们的话说就是"爱吃不单单因为饿，而是嘴巴实在太寂寞"。难道真的是因为嘴巴太寂寞吗？这不过是一种风趣的说法而已，根本原因就是，吃是一种心理需求。在他们的认知中，吃零食、喝饮料和快乐之间是存在必然联系的，这种心理需求来自长期的心理暗示。最早可能是因为在饥饿时，或者因为某种符合自己口味的零食而感到了满足和快乐，然后就在潜意识中形成了一种暗示。觉得吃零食是可以获得好心情的，饮料名字听起来就让人心情放松快乐，然后一遇到不开心事情的时候就找些零食来吃、饮料来喝。直到后来吃零食、喝饮料变成了一种强烈的心理需求，不吃不喝就很难让自己开心起来。于是心情好的时候，必须来点零食、饮料助助兴，不然就总觉得无法尽兴。不开心的时候，就必须"化悲愤为食量"吃很多的零食，不然这种负面情绪就得不到宣泄，甚至是闲来无事的时候也得弄一些零食、饮料来，不然心中就会觉得空荡荡的。在这种心理的作用下，他们对于零食、饮料的渴望根本就停不下来。哪怕是吃到牙齿坏掉，身材臃肿变形。说到底，这也是某种程度上瘾症的症状，只不过这种对于零食、饮料的渴望心理因素会更多一些。

那么，抽烟呢？我们抽烟成瘾会不会也有这种心理成分在里面呢？有一点能够肯定的是，在抽烟的理由中确实有人说过类似的话："也并不是非抽不可，就是容易感觉挺无聊的，嘴巴里空空的。"这种话听起来跟"嘴巴太寂寞"就是一个意思。这是不是就说明，抽烟上瘾跟吃零食上瘾一样，也存在一定的心理因素呢？这个答案是肯定的。前面我们说过成瘾症的物理机制，我们说成瘾是因为"瘾品"中的某种物质对大脑神经细胞的刺激，现在又说香烟的烟瘾和酒精的酒瘾以及吃零食成瘾一样，都有心理需求的原因，这是不是一种前后矛盾的说法呢？要想把这个问题彻底解释明白，我们需要了解烟瘾中三种不同类型的尼古丁依赖症。

在日本作家佐佐木温子的《5天戒烟》中，提出过一个"吸烟的恶性三角形"，他用一个三角形的三条边分别代表尼古丁依赖的三种类型：身体性依赖、精神性依赖和习惯性依赖。佐佐木温子以为，戒烟之所以那么难，就是因为我们对尼古丁的这三种依赖相互作用形成了一个特别稳定的三角形。这种稳定的结构是非常难以被打破的。要想戒烟成功，只关注身体性依赖，或是只关注精神性依赖、习惯性依赖都不太可能达到目的。除非三个方面的尼古丁依赖同时得到解决，不然戒烟就不太可能取得成功。他在这里所说的身体性依赖其实指的就是药物性依赖，也就是我们在前面所说的通过尼古丁对大脑神经细胞的刺激所形成的依赖。而精神性依赖和习惯性依赖都属于心理需求。

精神性依赖来自对之前很多次接受尼古丁刺激下的多巴胺奖励的记忆和暗示。长期的多巴胺奖励会让抽烟者形成一种认知上的误区，觉得自己的生活完全离不开香烟和尼古丁。一旦离开，自己就会萎靡不振，而且坚信自己的这种认知是正确的。而习惯性依赖则跟香烟和尼古丁都没有太大的关系，而是长期反复的抽烟活动所形成的思维定式，没有什么道理可讲，就是觉得这件事非做不可，不做就会非常难受。而这么做的意义何在，大脑则完全不会去考虑。就像很多抽烟的人习惯于早上起来抽一支烟或者是吃饭以后抽一支烟，这种行为一旦持续一段时间以后，这种思维定式就会形成。一旦睁开眼睛或者是放下碗筷就会条件反射地告诉自己"是时候给自己点一支烟了"。而这时身体未必正处于对尼古丁的强烈渴望中，而只是单纯地因为这个时候就应该抽一支，因为一般这种情况下都是要抽一支的。这种习惯和之前很多人上卫生间的习惯是一样的，在手机还未盛行的时候，很多人都有拿着一本书或者是一份报纸上卫生间的习惯。有这种习惯的人，只要感觉需要去一趟卫生间的时候，首先要做的就是四处寻找书本和报纸。如果不那么容易找到的话，他们并不介意再多忍耐一会儿。如果还是不能找到的话，哪怕是一页作业本上撕下来的带字的纸，或者是其他任何带字的纸制品都会被他们带进卫生间。至于这些纸上面到底写了一些什么，这一点儿都不重要，习惯让他们觉得去卫生间就应该带着带字的纸，而并不是说一定要看到什么。而抽烟的这种习惯性依赖一旦形成，它对于我们的戒烟行为的影响一点儿都不比其他两种依赖小。

## 抽的越来越多都是"耐药性"在作怪

很多重度烟瘾的抽烟者在刚开始抽烟时没有想过这种结局，或者说他们根本就不相信自己会染上烟瘾。他们一直以为只有那些意志不够坚定的人才会染上烟瘾，而自己完全能够掌控自己的行为。同时他们也不觉得抽烟这件事有多么享受，也不觉得这是一件看起来很酷的事情。他们只是在某些"不得不抽"的时候才跟着别人一起抽，所以，他们完全有理由相信自己是不可能上瘾的。但是，事实却是有相当一部分有这样想法的人最后都成了重度的烟瘾者，这个比例到底有多大？数据显示，在所有的吸烟者中，只有三成左右是因为真正喜欢香烟的味道而开始抽烟的，而剩下的七成左右的抽烟者，都是由一开始"不得不抽"的人演变而来的。这让他们都觉得很不可思议，毕竟对于香烟，他们的内心一开始是拒绝的。

从一开始的内心拒绝不得不抽，再到后来的染上烟瘾不抽不行、不抽难受，这其中到底经历了什么？

我们需要明白的是，除了很少的药物成瘾症之外，其他上瘾现象都不是在短期内形成的。对于很多事物我们的身体都要经历一个从排斥到慢慢适应再到形成依赖的过程。坦白来说，关于我们人生中第一支烟的味道，几乎没有人会非常满意。不仅味道不好，还会引起身体其他方面的排斥反应。很多人一开始抽烟的时候根本不是在抽烟，而是在吐烟。只是把香烟的烟雾从嘴巴里吸进去，然后立即就从嘴巴里吐出来或者只是屏住呼吸在嘴巴里含一会儿再吐出来。就算是这样，有很多初次抽烟的人就已经被烟味给呛得咳嗽不止了。这种从嘴里吸进去再从嘴里吐出来的抽烟方式被真正的抽烟者笑话为浪费。就因为他们的烟雾无法到达肺部，也没有让他们颇为享受的击喉感，更不会满足他们身体对尼古丁的需求。为了能像一个真正的抽烟者那样，让吸进去的烟雾从鼻孔里面喷出来，那些刚刚尝试抽烟的人会努力咽下口水，但是这样做除了让自己咳出更多的口水之外，并不能咽下多少烟雾。当他们在行家的"指导"下终于猛吸一口气，让烟雾从鼻孔里喷出之后。随之而来的就是来自大脑的眩晕、头疼和胃部的恶心感，有过这种经验的人都会记得这种感觉，它并不美好。这种感觉其实就是我们的身体对于香烟的本能排斥，虽然有些人认为那是因为我们的技术还不够熟练。

有了这样的体验之后，很多人坚信自己不会染上烟瘾，因为这滋味实在不美妙。他们只是在某些场合为了配合别人而装模作样地抽上几支。就像那些觉得不太会喝酒的人陪酒一样，那些白酒他们觉得很辣、很呛、很难入喉，但是上了酒桌就免不得要跟身边的人共同举杯。可是，就是带着这样的想法，事情也在悄悄地发生着变化，很多时候就连他们都没有发觉。那就是他们在资深烟民面前不再会出丑了，手指夹烟和弹烟灰的姿势越来越熟练。他们很轻松地就能把一口浓浓的烟雾吸进去，再从鼻孔里喷出来。就算是跟老烟民坐在一起也不太容易会被看出来，最重要的是，当这种情况再次发生的时候，这些抽烟新手不再感觉到难受了。这种缓慢的变化，让他们感觉自己已经轻松"解锁"了这项技能，甚至还会让他们感觉到一丝欣慰，比如在"假装"抽烟的时候，自己的思维好像变得更加敏捷了，而且心情也会变得很舒畅。这种让人感觉到欣喜的体验其实是在告诉我们一个很危险的现实，那就是他们的身体已经慢慢适应了尼古丁的刺激，并已开始慢慢接受多巴胺的奖励。这时候假装抽烟这种事情已经开始弄假成真，对于香烟我们已经从最开始的排斥期进入了适应期。也就是说，这时候抽烟者的身体处于上瘾之前的调整阶段。

"活烟瘾"是很多重度烟瘾的烟民非常羡慕的，拥有"活烟瘾"的人在抽烟控制上的表现颇有几分收放自如的感觉。想抽就抽，想停就停，随心所欲，逍遥自在。这种感觉也让他们很是自豪，在他们看来，那些控制着大多数抽烟者的烟瘾已经对他们臣服了。他们身边的人也是这么赞美他们的，很多想要劝重度烟瘾抽烟者戒烟的人都会拿他们做例子，跟身边的人说："你看看人家，同样是抽烟，人家就能管得住自己。"俨然就是传说中那种"别人家的烟民"。

他们只在开心的时候抽一支，或者在压力大的时候缓解一下，再或者是疲累的时候抽一口解解乏。其他的时候，他们倒是能够控制住自己不去抽烟。其实这种看起来很神奇的现象，只不过是烟瘾形成早期的表现而已。不是烟瘾对他臣服，而是他身上的烟瘾还在养成期，还没有到能够发威的程度。但是这种，开心要抽一支，不开心也要抽一支的习惯已经慢慢养成了，这种看起来好像是一种娱乐需求，其实是元认知能力逐步退化的表现。这里面当然是和尼古丁长期对大脑神经细胞的刺激分不开的。

在了解烟瘾的上瘾机制的时候我们知道，香烟中的尼古丁刺激大脑神经细胞开启多巴胺奖励模式是元认知能力沦陷的主要诱因，香烟中的尼古丁作用于脑神经细胞，会促进多巴胺的分泌，从而让人获得精神上的愉悦感。但同时还有一个问题就是，如果长期大量抽烟让尼古丁对脑神经细胞进行强烈刺激的话，多巴胺的分泌会有什么样的变化呢？会无限量地增加吗？答案显然是否定的，分泌多巴胺的腺体在尼古丁的长期强烈刺激下会变得越来越衰弱。不但同样剂量的尼古丁刺激所带来的多巴胺变化会越来越小，随着脑神经细胞相关功能的逐步退化，我们在平时获得的多巴胺也会越来越少。随着大脑的这种奖励越来越弱，这些抽烟者在平时会变得越来越焦躁不安，越来越难以体会到宁静美好的感觉。这时候抽烟者的直接反应就是抽越来越多的烟，这时候就开始进入一种恶性循环。尼古丁的刺激越是强烈，获得多巴胺奖励就变得越困难，就再抽更多的香烟以获得更多的尼古丁。

这时候无论是身体对尼古丁的需要，还是心理上对于平静感觉的需要，牢固的吸烟习惯都已经养成。重度烟瘾已经形成，如果想要告别香烟，就不得不从三个方面同时入手。而这确实不是一件很容易就能做到的事情。法国有一句家喻户晓的名言"巴黎不是一天建成的"，借用这句话我们要说"烟瘾不是一天养成的"，很少有人会在抽第一口烟之后就被烟瘾俘获，而是在漫不经心和这种娱乐式的心态下被烟瘾慢慢腐蚀掉。了解烟瘾的上瘾过程之后，我们必须明白一个道理：从来就没有真正的"活烟瘾"，也绝对不要轻易假装抽烟，拒绝烟瘾的唯一办法就是远离香烟。

第 ② 章

# 爱上香烟的7种心理需求

# 跟喜欢无关，只是感觉有点酷

所有见过资深烟民抽烟时那种惬意的人都会觉得香烟对于一个抽烟者来说，一定是非常美妙的东西。所以很多不抽烟的人都会经常问抽烟者一个问题："烟味有那么好闻吗？你们吞云吐雾、得意扬扬，为什么我都感觉快要被呛死了？"其实这完全是一种误解，香烟的味道在抽烟者闻起来也并不是那么令人陶醉。抽烟者在抽烟时的那种陶醉和惬意也并非来自香烟的味道，而是烟雾中的某些物质对于身体的刺激。严格来说，这种惬意来自身体的刺激而不是香烟的味道。他们也并不觉得香烟的味道有多么吸引人，连续抽几支烟后他们也会因为弥漫在口腔中的那种苦涩的烟草味而苦恼。这还是一些习惯于抽烟的人，而那些刚刚抽烟的人，不仅不会觉得味道有多好，反而会被吸进去的烟雾呛得咳嗽连连。

"香烟一点都不香"这是很多刚开始抽烟的人的共同体验。那么既然香烟一点都不香，也不那么吸引人，为什么还有那么多的人就像着了魔似的，抽完第一次就会抽第二次，烟瘾也越来越大，努力也总戒不掉？香烟到底具有什么样的魔力呢？难道是因为烟雾中的尼古丁和其他物质的影响吗？没错，我们在讲述香烟的上瘾机制的时候说过，烟雾中的尼古丁等物质确实能够使我们产生依赖性。但是需要一个过程，一开始的一两次抽烟行为所摄入的尼古丁并不足以使我们上瘾。很显然，这种说法并不科学。

那么既不是因为烟瘾，也不是因为香烟的味道，那么多一接触香烟就再也放不下的人到底是为什么呢？我们不妨从另外一个角度来看。或者说，我们换一种方式来问。首先考虑一下，我们是怎么开始抽第一支烟的？仔细想想，当我们开始点燃第一支烟的时候，身处的环境不外乎以下几种：

平时看爸爸和叔叔们抽烟的样子，觉得大人们很了不起。某次自己单独在家的时候，爸爸的半包烟静静地躺在客厅的茶几上。自己按捺不住强烈的好奇心，就偷偷地夹一支出来，跑到炉火上点燃。虽然可能会被第一口烟雾呛得不住地咳嗽，但是恍惚间有一种自己已经长大的错觉。

学校里有几个高年级的孩子，总是一副颐指气使的样子。他们时不时地躲在角落里抽烟，对偶尔路过的低年级学生抛出一个个不屑的眼神："一边去，小屁孩。"那时候就觉得这种只有大孩子才能玩的游戏其实还蛮酷的。于是就用自己的零花钱偷偷买了一包香烟，约上几个小伙伴在僻静处悄悄抽上，宣誓自己不再是小屁孩了，香烟无形中成了长大的一种代表。

荧幕上那些明星和伟人抽烟的姿势简直是太有范儿了，不论是点烟时的姿势，还是潇洒吐出烟圈的动作，抑或是把烟头远远弹开，在夜空中划出的那条弧线。这所有的一切，都让作为粉丝的我们惊叹不已。于是，当我们学着他们点烟、吐烟圈或者是弹烟头的时候，就会觉得我们就是他们。

绝大多数抽烟者都是在这些非常生活化的场景中开始点上自己的第一支烟的，虽然场景不同，但是他们有一个相同的地方就是都很年少。很多抽烟者第一次抽烟的时候正是即将长大，渴望别人把自己看作大人的青春期。那个时期心理的典型特点就是好奇心重、模仿欲强，我们内心渴望长大，我们希望别人把自己当成成年人。我们崇拜偶像，特别希望模仿他们以获得认同感。这也是不同场景中相同的地方，不管是作为大人的爸爸和叔叔，还是高年级的大孩子，或者是我们崇拜的偶像，他们抽烟的样子就让我们以为大人就应该是这个样子的，大孩子想要成为大人也是这样的，就连我们的偶像也不例外。虽然那时候的我们并不完全明白香烟会带给我们什么，但是抽烟这件事看起来还是蛮酷的。对于年轻人来说，这个理由就足够了。至于香烟的味道到底怎么样？在"这件事很酷"这个理由面前，根本就不值得一提。也许会觉得很苦，也许会被呛得流眼泪，但是那又怎么样，我们固执地以为这就是长大的滋味。

这就是问题的现实意义所在，很多让我们上瘾的东西一开始并不是因为身体的上瘾症，而是源自我们的心理需求。就抽烟这件事来说，很多人在刚刚抽烟的时候关注的并不是香烟本身，而是抽烟这件事所具有的某些象征。会抽烟就象征着自己已经成大人了，抽烟这个共同点会拉近我们和偶像之间的心理距离。就像很多人会选择穿和偶像同款的衣服，背和偶像同款的包包一样，例如，网上经常称杨幂是带货女王，她穿过的同款就销售得非常火爆。其实同款火爆的事情背后隐藏的是粉丝的心理需求。虽然严格来说，穿同款、戴同款，你还是你，但是这种心理机制是客观存在的。经过某位明星代言的产品，价格会比同类产品高出很多，但是依然能够卖得火爆。所有的东西，一旦打上某某明星同款的标签，瞬间就会变得炙手可热。这都是商家对这种心理的商业化运用。

对于一个准备戒烟者来说，只有明白了这一点，才能够清醒地认识到其实你并不是那么喜欢香烟，只不过是心理需求错误的表达而已。只要从身体上抗住了尼古丁依赖的阶段反应，对于香烟，你并不需要那么难舍难分。对于一个希望家人戒烟，或者希望孩子能远离香烟危害的家长来说，看懂了这一点，你完全可以在他接触到香烟之前告诉他事情的真相，防患于未然。

## 没有香烟就没有社交，不想成为边缘人

　　谁都知道，在生活中，烟、酒是两种最容易让人上瘾的东西，烟、酒对于健康和生活的影响大家也都是心知肚明的。但是这并不妨碍很大一部分人在疯狂抽烟或酗酒时的理直气壮，甚至是沾沾自喜。到底是什么给了这些抽烟者自信甚至是自豪感呢？在各种复杂的原因中，影响最为显著的当属社交心理和社交文化。经常见到有些人一边吞云吐雾，一边说几句"男人不喝酒，白在世上走；男人不抽烟，对不起苍天"之类的歪理。大家都知道这些说法是典型的歪理，只不过是给自己的行为找借口，但是对人们的影响

是非常大的。因为这类道理虽然是歪的，但是它在抽烟、喝酒跟"男人"之间强行建立了一种联系，这种联系的暗示色彩非常强烈。它的潜台词就是"抽烟喝酒是男人必须做的事情，不然就称不上是个成熟的男人"。一旦这种心理暗示被人们接受，抽烟就成了一种非常必要的行为，哪怕是排斥烟味，在社交时也非抽不可。因为这事儿关系到男人的面子问题。

　　抽烟和面子之间的关系还不仅仅表现在自己抽不抽烟上，在社交中的表现更为明显。在很多人眼里，见面有没有人给"敬烟"关系到自己的面子，对方接不接受自己的"敬烟"同样关乎面子。一个人懂不懂"规矩"，会不会来事儿，就看会不会敬烟。于是，香烟通过面子又跟社交之间建立了联系。这种社交文化给人的暗示就是想要拥有良好的人际关系，香烟是一件最便捷的道具。不会抽烟的人，是很容易被边缘化的。简单说一句话，就是没有香烟就交不到朋友。在这种心理的影响下，我们经常可以看到这样一些场景：

　　　　一个很有名望的人到另外一个并不怎么起眼的人家里去拜访。而这个被拜访的人平时是不抽烟的，家里也没有为来访者准备香烟。宾主落座之后，给客人倒上茶水。一时之间没能找到合适的话题，来访者就从自己的兜里掏出香烟来点上。在氤氲的烟雾中缓缓开口聊起了家常。这对于被拜访的一方来说，是非常尴尬的事情，自己没有做好东道主。感觉没给客人"敬烟"是一种很失礼的行为，生怕对方会介意，少不得还要解释一番。心中还不免懊恼，自己怎么没想着提前准备烟呢，都怪自己平时不会抽烟。

类似这样的场景，我们生活中并不少见。经历过这种尴尬的人，以后就会多加注意，香烟真的是社交中必不可少的道具，而学会抽烟更是一种必不可少的社交技能。都说眼见为实、耳听为虚，这种切身的经历比抽烟者随口胡诌的歪理留给人们的印象更为深刻。因为这些是实实在在发生在自己身边甚至是自己身上的事情。"无酒不成席，无烟没话题"这话说得确实有些夸大，但是不可否认的是，香烟在我们的社交中确实起着一定的作用。就是有那么多人相信香烟是社交必不可少的工具的现实认知，但并不是我们因此就认同这种观点。恰恰相反，每个想要远离香烟的人都要从拒绝这种观点开始，很多已经初见成效的戒烟者就是因为没能明白这一点而半途而废。听过不少烟民讲述自己戒烟时"破功"的经历。很多人都说，自己也并不是一个没有自制力的人，明明已经坚持好一段时间不抽，觉得已经是大功告成了。可往往就是在快要成功的时候，一场聚会下来，觥筹交错间就又抽上了。复抽的原因很简单，就是抹不开面子。面对朋友们递过来的香烟，担心一再推托会撅了对方的面子，双方会很尴尬。而对方让烟的理由也很简单，希望一起抽来加深彼此的感情。往往就是一句"也不少这一根的""抽完这一支再戒嘛"。

　　所以，戒烟绝不只是一个人的事情，想要戒烟就要彻底放弃"没有香烟就没有社交"的想法。可是我们也说过，香烟在很多社交场合能够帮助我们寻找话题，打破无话题的尴尬。我们彻底放弃"没有香烟就没有社交"的想法，会不会真的影响我们的社交呢？这种担心大可不必，首先对社交起决定作用的是人的道德品行和魅力，然后是个人在社交网络中的价值。一个品行端正、与人为善同时又具有很强社会能力的人，他的社交一定是良性的，不太可能会因为有没有香烟而受到太大的影响。因为香烟虽然能够在某种社交场合起到一定的积极作用，但绝对不是决定性的。而且也不是不可替代的，相对于香烟来说，我们有更好的备用方案，用它来替代香烟是最好不过的，这就是我们的社交技巧。因为香烟作为社交工具所起到的作用最多也就是用来弥补社交技术的缺失，只有不善于交往的人才会经常遭遇找不到话题可说的困境，也只有社交能力不过关的人才会单纯地依靠"敬烟"来展示自己的善意和礼貌。我们不妨想象一下，如果一个人的社交需要靠不停地让烟、让酒、让茶来维系，这样的社交本身就是有问题的，这样的社交也不是香烟能够拯救得了的。

"没有香烟就没有社交"与其说这是不少烟民信奉的社交"真理"，倒不如说是他们给自己寻找的一个让抽烟合理化的精神支柱，是自己给自己找的一种心理宽慰，能够让自己心安理得地抽烟。所谓的"没有香烟就没有社交"，不过是这种心理需求的一种呈现，所有想要戒烟的人都必须从心理上戒断这种需求。但是就像我们前面所说的那样，因为我们愿意相信，所以这样的观点在我们的认知里就是对的。更何况，香烟在某些社交场合确实能起到一定的作用。要想戒断这种心理需求，就需要从根本上弄明白社交的本质：社交的本质在于自身的价值，社交的关键在于人品，包括香烟在内的社交道具所能做的只是弥补社交技能的不足，而社交技能也不过是三个因素中最不重要的一个。只有明白了这个道理，才能从根本上摒弃为了社交不得不抽烟的观念，凭借自己的价值和人品打造自己的良性社交。

## 抽烟相当于开挂，出色就要付出代价

2018年12月网上一篇文章爆料称，某大学有一位客座教授，竟然在课堂上抽烟，然而这还不是最劲爆的。最让人想不到的是，这位老师竟然说有想抽烟的同学可以跟他一起抽。这位教授对下面听课的学生说：以讲台为界，想抽烟的可以站在讲台上去抽。作为一个教授在课堂上抽烟，这本身就让不少人吐槽了，竟然还要拉着学生一起抽。事情一经爆料马上就引起了激烈的讨论，大多数人对于这位教授的做法都持反对态度。但还有一部分人表示可以理解，不是认同这位教授的做法，而是对他所说的理由表示谅解。

这位教授这种听起来让人目瞪口呆的做法，也是有自己的理由的，他的理由是什么呢？他的理由就是："抽烟能够激发灵感。"这是很多表示可以理解的人所能够"理解"的地方。相对于反对者所说的"这是灵感被黑得最惨的一次"，他们则表示"很多老师抽烟的时候确实有很多思路"，还有人说"学哲学、艺术的，基本上都抽烟，这的确可以激发灵感"。还有人现身说法，说自己学校也有一个二级教授，上课的时候也是抽烟的。

首先我们必须明确，不管是自己在课堂上抽烟还是暗示学生可以跟他一起抽烟，都是非常错误的做法，所有人都应该坚决抵制。但是这位老师的"抽烟可以激发灵感"有一定深入探讨的价值。在不抽烟的人看来，这种观点就是无稽之谈。很多从事创意工作的人都不抽烟，也没影响他们的工作效率。很多不抽烟的人，他们的工作照样非常出色，这就说明抽烟和创意以及效率之间根本就没有什么关系。

不过，那些有抽烟习惯的人却并不这么想，他们觉得抽烟和灵感之间有着很大的关系。而且他们的这种想法也不是凭空捏造出来的，用他们的话说就是："这都是自己多年来的亲身体验。"特别是一些跟创意有关的创作者和一些办公室工作人员，几乎所有抽烟的人都会持这种观点。如果需要，他们可以举出一大堆例子来，比如有一次自己弄一个方案，苦思冥想之下就是没有一点思路，然后就走出办公室到外面去抽烟。一根烟抽完之后，果然就找到了感觉。当然这也不是马上就全部考虑清楚了，而是脑子里有那么一两个关键点被激活了。以这两个点为核心，很快这个方案就被自己拿下了。而且很多抽烟的人还表示，很多情况下，自己是一边抽烟一边干活，做出来的东西竟然会超出想象的好。

　　他们不仅能够讲出自己的很多例子，还能告诉你好多名人故事。比如大文学家鲁迅、科学泰斗爱因斯坦都抽烟，再如曾经的英国首相丘吉尔，他不仅抽烟，还是抽烟纪录的保持者。结合自己的亲身体验和这些伟人的抽烟故事，抽烟者坚信"抽烟可以激发灵感"。伟人那些伟大的作品和影响世界的决策都是在烟雾缭绕中产生的，而自己工作中的很多难题也是在香烟的帮助下才得以解决。在他们的认知里，香烟就相当于游戏中的外挂一样，想要拥有开挂一样的人生，就得为自己的出色付出一些代价。

　　抽烟者坚持这种观点并不是要赢得辩论的胜利，其实这就是他们真实的心理状态。他们坚信离开了香烟的帮助，自己的灵感和创意将会枯竭。那么事情的真相到底是怎样的呢？事情的真相就是，对于抽烟者来说，他们所讲述的自己的事情很有可能是真实存在的。在他们的工作和生活中，确实有很多时候灵感和抽烟的举动是同时存在或者是相邻近的。这一点他们可能真的没有撒谎。但是他们由此得出的结论是靠不住的，这就是为什么很多人不抽烟也可以很杰出的原因所在。抽烟后的灵感、创意和效率之间根本就不存在什么必然联系。那么出现在抽烟者生活中的例子又怎么解释呢，难道仅仅是因为巧合吗？也不是，抽烟和灵感之间确实存在一定的关系，但不是必然的联系。

我们在前面讲抽烟的上瘾机制的时候说过，经常抽烟的人会有轻重不同的尼古丁依赖症。血液中的尼古丁含量不足的时候，就会对人的精神产生一些负面的影响。在这种情况下，人有时候没办法集中精力进行深入思考，恰恰在这时候抽一支烟的话，体内的尼古丁就会得到补充，而尼古丁会刺激大脑增加多巴胺的分泌量。而多巴胺是可以让我们的大脑进入一种类似于放松的状态，这时烦躁和无法集中注意力的症状得到了缓解，在这个时间段进行短暂的深入思考就很容易了。这就是抽烟能够激发灵感的真相。而不抽烟的人在遇到困难的时候抽上一支烟，不但不会激发灵感，还会觉得非常难受，因为他根本就没有尼古丁依赖症。说到底，抽烟并不是真的能够激发灵感，而是在一定程度上缓解了尼古丁的上瘾症状。但是这种抽烟和深入思考之间的关系很容易让抽烟者误以为这是香烟本身所具有的神奇功效。这种认知一旦形成，来自心理的依赖一点都不比身体对于尼古丁的依赖轻。他们坚信，离开香烟的帮助自己什么都做不了。特别是在深夜加班的时候，这种表现会变得非常明显。不抽烟的人如果要加班，就会准备一些吃的、喝的，会给自己补充一些体力。而抽烟的人却更关注这个加班的过程中自己有没有足够的烟抽，他们会下意识地检查自己的烟盒。如果感觉不够，就会马上出去重新补充烟量。因为他们觉得，如果没有烟的话，自己加班就不可能完成目标。

说到底，所谓的"抽烟能够激发灵感"的说法，并不是抽烟者故意要撒的谎，而是他对尼古丁依赖症的误解。这种心态是确确实实存在的，面对身边抽烟的朋友和家人，他们说出类似的话大家先不要急着责怪他们为自己找借口，帮他们弄清事实的真相才是最重要的。而对于想要戒烟的人来说，千万不要担心一旦戒烟自己的创意和灵感就会枯竭。一定要明白，所谓的抽烟能激发灵感其实不过是暂时缓解了尼古丁依赖症，离开香烟就无法认真思考更多的是源于这种误解的一种心理依赖。如此，你才能够放心大胆地开始自己的戒烟生活。

## 抽烟不仅有魅力，还能保持好身材

现在是一个讲究男女平等的时代，社会对女性也变得越来越宽容。原来很多女性不敢做的事情，现在都放开了自己，就比如说女士抽烟。当我们看到一个女士抽烟的时候，大家很少像之前那样诧异了。大多数人都觉得这没什么大惊小怪的，随着这种观念的转变，女士抽烟的比例变得越来越高。虽然女性抽烟的比例还远远低于男性，但是这些年的增长速度是非常快的。早在2017年的5月27日，广东省卫计委、广东省健康教育中心就公布了一份关于全省抽烟人群的调查报告，广东省健康教育中心主任、省控制吸烟协会秘书长汤捷表示：2015年广东省15岁以上人群的抽烟比例为27.7%，其中男性抽烟率为52.1%，女性则为2.1%。

在15岁以上69岁以下常住居民中，整体的吸烟比例为27.02%，其中男性抽烟比例为50.84%，女性抽烟比例为3.33%。如果从这个比例来看，女性抽烟比例确实要比男性低得多。但是汤捷还提到了另外一个数据，那就是十年前广东省女性抽烟的比例只有0.69%。这也就意味着在2015年之前的这十年中，广东省女性抽烟的比例增加了将近四倍。虽然这只是广东省的统计数据，但是说明这些年女性抽烟的数量确实在不断增长，而且速度还很快。

为什么抽烟的女人会变得越来越多？曾经也有人在网上讨论这样的问题。在大家给出的答案中有一个比较有意思的就是，有些抽烟的年轻女士觉得抽烟的女人会更加有魅力，就像电影、电视里的那些明星一样。轻轻地叼起一支细细的香烟在唇间，或者用纤细的手指夹着，看着氤氲的烟雾在面前萦绕，顿时就会增加几分深邃、几分慵懒、几分妩媚，还有几分迷情。不得不说这样的感觉确实令很多女性神往，很多女性都希望自己能够给人以这样的感觉，因为这样的女人真的很有魅力。于是为了把这种感觉发挥到极致，很多抽烟的女士所抽的香烟并不像男士香烟那般的粗细，而是更加纤细、修长，就像女人对自己身材的要求一样。而保持好的身材，也是年轻女性抽烟的另一个理由。她们深深相信，抽烟不仅能够让自己看起来更加有魅力，而且还有减肥的功效。抱着这样的理由开始抽烟的女士，与其说她们喜欢香烟，倒不如说她们渴望得到更多的关注。既然如此，那么香烟真的能够让她们得偿所愿吗？答案就是，现实真的不如想象的那般美好。

我们先来说，抽烟到底能不能让自己看起来更加有魅力。不可否认的是，在生活中确实有些抽烟的女士更能获得大家的关注，而且在异性看来也确实觉得她们很有魅力。但是需要注意的是，并不是所有抽烟的女性都能得到异性的青睐。能够让异性觉得很有魅力的只占抽烟女性群体的一小部分，而且还是身材和颜值都很出众的那一小部分。她们之所以更能得到异性的青睐，多半是源于自己的身材和颜值，而不是抽烟本身。再进一步说，就是她们自身的条件使得她们在抽烟的时候显得更加有魅力。我们不妨回想一下那些抽烟时显得韵味十足的女人，她们在不抽烟的时候是不是也依然很漂亮，依然很有韵味。她们的身材和容貌，一颦一笑间的风情，都不是只在抽烟时才具有的，而是原本就有魅力。由此不难明白，那些想要通过抽烟让自己更有魅力的想法，其实是犯了本末倒置的逻辑错误。如果真的想让自己看起来更加有魅力的话，多读读书，多注意自己的言谈举止比起抽烟来可要有效得多了。试看身边，一个大咧咧叼着烟卷的姑娘，和屏幕女神抽烟时的迷人韵味大相径庭。

既然抽烟本身并不能让我们的女士看起来更有魅力，那它能不能帮助我们减肥，让我们保持好身材呢？抽烟有助于减肥，目前确实有这种说法，是不是真的有效还没有明确的定论。有一点是可以确定的，那就是想要用这种方法来减肥的话，那肯定会得不偿失的。咱们来分析抽烟能减肥的依据是什么？那些认为抽烟有助于减肥的说法，依据无非是抽了很多烟之后就没那么想吃东西了，这也就是说，抽烟能够影响到食欲。还有一个依据就是，很多戒烟的人在戒烟之后食欲会变得越来越好，还有不少人戒烟之后变胖了。把这两个依据放在一起来看就不难发现，所谓的抽烟能够减肥的依据就是抽烟能够影响人的食欲。这一点是确实存在的，长期抽烟的人的味蕾和食欲不但会受到影响，消化和吸收功能也会受到很大的影响。食欲和消化功能受到了影响之后，时间一久自然就可能会引起体重的变化。但是往往还没等到体重降下来，抽烟者的烟瘾就已经很大了，自身的身体健康状况也会变得很糟糕。对于女性来说，这时候的皮肤、气色甚至是精神状况都会变得很差。所以，想要靠抽烟减肥会不会有效不好说，但是得不偿失是肯定的。

想要让自己更加有魅力，读书开阔视野，锻炼自己的谈吐，提升自己的涵养都是不错的方法。想要保持好的身材，尽可能多地运动、注意自己的饮食调整，以及适当控制自己的营养摄入都是不错的方法。但是无论如何不要跟自己的胃口过不去，好的食欲和健康的消化系统是健康和美丽的必要保证，想要拥有更好的生活就得无条件地善待它们。所以，一定要记住抽烟并不会让女人看起来更加有魅力，也未必能给你想要的好身材，千万不要让这些不靠谱的说法成为我们亲近香烟的理由。

## 女人抽烟是一种态度，更是一种自我保护

曾经听一个网友讲了一个非常有意思的段子，她是一家知名报社的编辑，身边有很多优秀的女同事也都有抽烟的习惯。她是不抽烟的，虽然在大家看来她也是一个工作能力非常强的人。但是有一次在跟客户聚会的时候，其中一名男客户主动递了一支香烟过来，她赶紧摆手跟对方说不会抽烟，结果对方竟然很惊讶地跟她说："你们报社的女孩子都是女强人类型的，她们都是会抽烟的。"需要说明的是，她的这个客户并不是有意让她难堪，他说的是他的真实想法。而且生活中有这种想法的人并不在少数，不仅

仅是男士有这种想法，很多女士也会有这样的想法，甚至会成为一部分女士开始抽烟的重要原因。

"会抽烟的女人都很厉害。"一些因为这个理由开始抽烟的女士，对这句话的理解主要体现在两个方面，第一，她们会觉得女人抽烟其实是在表达一种态度，就是要告诉别人我很有能力，我是一个新时代的女性，男人可以做到的事情我同样可以做到；第二，她们会觉得抽烟的女人能给人一种不好惹的感觉，她们想要告诉别人自己可不是一个好脾气的乖乖女，别以为你们能够欺负到我。从职场和创业的女性角度来看，现在这个时代既可以说是最好的时代，同时也可以说是最"坏"的时代。说它是最好的时代是因为这是一个男女非常平等的时代，尤其是在职场上。绝大多数的工作都是没有性别门槛的，每个人都有施展才华的机会。说它是最"坏"的时代也是因为这种平等，就是因为这种平等的存在，如今的职场和商场上也就没有了男女的区别。很多职场女精英和女性创业者都知道，想要在这种竞争中胜出就不能把自己当成女人。她们需要把自己塑造成丝毫不弱于男人的女汉子形象。这是一种普遍存在的心理需求，除了要非常努力之外，还要让自己有一种看起来很强大的感觉。因为就算是自己很努力，很优秀，那也要经过一段时间的接触才能展现出来。而很多时候，她们觉得有必要在刚刚接触的时候就让对方感受到自己不好惹，这样才能在接下来的相处过程中占据优势。

这时候香烟就成了一个不错的道具，感觉既可以用来拉近相互之间的距离，跟对方处成哥们儿一样的关系，又能不着痕迹地展示自己的强势，抹平彼此的性别差异。用一句话来总结就是：作为奋斗的道具，女性抽烟既能展示一种态度，也是一种自我保护。这是一种真实存在的心理需求，有这种想法也无可厚非。但是把香烟当成这样一种道具来使用的女士，得到的往往并不是自己想要的强硬。

因为大部分把香烟当成这样一种道具来使用的人，自身并不是特别强大，而真正的强大也从来都不是哪种道具就能装出来的，最多也只是看起来比较相像而已。而看起来相像往往是很糟糕的，看起来很不好惹的人，能唬住的其实本身就是没有多大的竞争力和伤害性的。但是那些真正具有竞争力和有可能对你造成威胁的对手，会因为你这种看起来很不好惹的状态而激发出更强的斗志。这样的结果就是，她们的这种表面强势，不但没能帮她们清除一些障碍，而是为她们找到了更多、更强大的对手。不管是工作还是生活中都是如此，工作中很少有同事会主动帮助一个因为抽烟看起来很强势的女汉子，生活中也很少有人会照顾一个一起喷云吐雾的"女兄弟"。本来她们只是想让自己看起来更加爷们儿一点，这样就能减少一些麻烦。可是对方往往真的把她们当成男人来对待。就像是一只二哈却扎了一个老虎的架势，结果却被当成狼群，当成真的老虎来攻击，结果自然就不会太好了。

所以，不难看出女性把香烟当作自己奋斗的工具使用，真的算不上什么明智的选择，不过这对于我们来说并不是最重要的，最重要的是这种观点和行为背后所透露出的心理需求。这种需求是很大一部分女性选择抽烟的内在驱动力，弄明白了这一点，才能更好地揭示这种观点的不合理性。但是这一点依然没办法从根本上解决问题，说到这一步最多也只是解决了"为什么"和"是什么"的问题，却没有给出"怎么做"的答案。只有给出了"怎么做"的答案，才能让有这种心理需求的女性不再以香烟来做自己奋斗的道具，不再因此而染上烟瘾。

怎么解决这个问题，这就需要看明白两个真相：

　　首先，一定要明白，要想展现自己的态度靠的是个人的处事原则。不管遇到什么事情，只要能坚守自己的底线和原则，别人自然就能感知到你的态度。而想让别人不敢轻视，最好的办法就是用实力说话，而不是利用一些看起来挺唬人其实并没有多大用处的道具。

其次，一定要弄明白的就是，性别的差异永远都会存在，这一点谁都否认不了，这种差异没必要非得消除。但是聪明的女性能把这种性别差异变成性别优势。职场上的性别差异所带来的并不都是负面的影响，女性如果能够善加运用反而能够让身边更多的资源为自己所用。运用自己的性别差异示弱要比把自己扮成一个女汉子或者是用抽烟来告诉别人自己并不好惹要高明得多。

明白了这两点之后，放弃香烟这种女性奋斗的道具，也就会变得很简单了。

## 只想自己能够获得片刻的宁静

　　抽烟中按照抽烟的频率，可以分为两大类。一类就是把抽烟当成是日常生活的一部分的上瘾者，这一类的抽烟者绝大多数的烟瘾都很大，烟龄也比较长。对于他们来说，抽烟就像呼吸一样一刻也不能停。不管是在什么时间、什么场合，跟什么样的人在一起，他们都没办法停止抽烟。就算是在一个禁烟的环境里，也会每隔一段时间就去室外抽一支。而且他们会尽最大的努力来避免让自己待在这样的环境里。出差或者是外出旅游的时候，他们会尽量避开高铁和飞机，就因为这些地方都是严格禁烟的。对于这类人来说，绝对是生命不息，抽烟不止，抽烟就是日常生活必不可少的一部分。

还有一类抽烟者，虽然也抽烟，但是频率低很多，甚至可以一整天都不抽烟。当心态平静的时候，完全可以在禁烟区域内待上一整天。给人的感觉是不抽烟也不会怎么样。但是一旦遇到突发问题，或者是情绪有较大波动的时候，马上就会画风突变。他们对于香烟的需求就会变得很强烈，而且刻不容缓。很多人都听说过这样的段子：

刚从外面逛了一圈回来，一开门就闻到了一股浓烈的瓦斯味道。这才猛然想起自己出门的时候忘记关煤气灶了，情急之下以最快的速度冲进厨房关掉燃气，然后摸出一支烟。这事儿太吓人了，他需要抽支烟来冷静一下。

再如：

一位具有多年烟龄的抽烟者想要在医生的帮助下戒烟，为了让他对抽烟的危害有一个更加直观的认识。医生就让他看经常抽烟者的肺部 X 光片，他可能从来都没想过，一个人的肺竟然能变成这个样子。想想自己的烟龄，就再也无法保持镇定了。走出医院的大门口，就迫不及待地点上一支烟让自己镇静一下。刚才看的那些东西真的是太吓人了。

对于不抽烟的人来说，难免会觉得这些段子非常不可思议。但是对于抽烟者或者是身边的亲友来说，他们就会觉得这事儿很正常。而且，需要说明的是，这两个看起来有些好笑的段子存在于现实生活中。据媒体报道，2018年10月2日山西省阳泉市平定县的一位居民，就是在家中煤气泄漏的时候想要抽支烟冷静一下，从而引起了煤气燃爆事件，他也在燃爆中被烧伤。至于那些一边抽烟一边看有关戒烟的图书和视频的事情，在抽烟者看来就更不是什么新鲜事儿了。

为什么会出现这种非常违背常理的事情呢？在不能见一点火星煤气泄漏的室内点烟，明知道是抽烟让自己的肺变得那么吓人了，还要再抽一支烟来平静一下。这事儿怎么想都觉得有些诡异。其实，如果我们对香烟的上瘾机制有一定了解的话就不难明白，这其实还是尼古丁对我们神经系统刺激导致的。我们的神经系统在尼古丁的刺激下，会分泌出比平时更多的多巴胺，而这个多巴胺是个很神奇的东西，它能够极大地增强我们的舒适和宁静感。这就是为什么很多抽烟者一遇到突发状况或者是情绪出现波动的时候，首先想到的不是怎么解决问题而是先要抽上一支烟。不然他们就没办法让自己平静下来，更不要说去寻找解决问题的办法了。并不是他们非要如此，而是他们被上瘾机制掌控着。

我们不仅要看到事情本身，还要看到现象之下的内在原因。当明白了这一点之后，再回过头来看一下前面的两个段子，也就不会觉得那么荒唐了。当身边经常抽烟的朋友告诉你，他觉得无法控制自己的情绪，需要抽一支烟来缓和一下的时候，就不再会觉得这只是他的矫情。对于抽烟者自己来说，看到了这一点也用不着再妄自菲薄，埋怨自己没有自制力。这种由埋怨到理解的态度转变，不管是对于抽烟者还是身边那些抽烟的亲友来说，会更有利于他们远离香烟。

不过需要说明的是，上瘾机制对我们的这种影响，主要体现在那些把抽烟当作日常生活一部分的抽烟者身上。因为这些抽烟者早已经习惯了来自多巴胺的"奖赏"，而他们的神经系统在尼古丁的长期侵害下已经变得非常钝化。在没有香烟刺激的情况下，很难获得由多巴胺带来的舒适和平静的感觉。所以对于这些人来说，"没有香烟感觉就控制不了情绪"更多的是来自上瘾机制的影响。但是对于那些平常不怎么抽烟，但是遇到事情就非抽不可的人来说，心里依赖的成分会更多一些。因为香烟中的尼古丁和多巴胺之间的关系，并不是少量的刺激就能建立的，这需要一个过程。只有当我们的神经系统已经完全适应来自尼古丁的刺激的时候，才会出现这种情况。这就是为什么几乎所有抽烟者起初抽烟很难受、抽不抽都行、不抽不行，这三个阶段的原因所在。而那些平时可以一整天不抽烟，但是一遇到问题就想来一支的人就是处于第二个阶段，他们的神经系统正在适应尼古丁的刺激，这时候的这种非抽不可的感觉更多的时候是一种心理作用，而并非上瘾机制的控制。主要是对自己缺乏自信，对事情缺少掌控感所导致的。如果能够多注意这些方面的提升，完全可以从抽不抽都行变成坚决不抽。而如果身边有这样亲友的话，当他们急切需要找烟来抽的时候，先不要着急埋怨，尽量多给他们一些肯定和鼓励。少了那种失控和无助的感觉，对香烟的心理渴求就会小很多。

## 生活太苦，需要点安慰

我们先来看几个与抽烟有关的数据：

英国《每日邮报》报道，英国经济较差的北部工业城市如曼彻斯特、赫尔河畔京士顿、布莱克浦和哈特尔普尔等，烟民数量和因为吸烟导致的病人数量都居英国前列。而南部更富裕地区如怀特岛、温莎、梅登黑德和沃金厄姆只是这些城市的三分之一。

美国疾病控制中心的统计数据显示，2016年美国年收入低于2万美元的家庭，吸烟率达到32.2%，而年收入超过10万美元的家庭的吸烟率则下降到了12.1%。翰思美油从另一份调查报告中看到，在生活富足的华盛顿郊区，抽烟的人数大约只占总人数的十分之一。但是在肯塔基州东部的克莱县这样的贫穷地区，抽烟者的比例已经上升到了十分之四。

法国卫生部部长也说过，吸烟现象在社会阶层中表现得非常不平衡，在一些低收入人群中迅速蔓延。吸烟者的比例会随着收入水平的不断降低而提高。

国内的情况同样如此。翰思美油的数据显示，我国农村的低收入群体的吸烟率高于城镇的较高收入群体。这种情况在西部贫困的农村表现得尤为明显。这些地区的男性民工和工人的吸烟率，分别高达60.1%和66.9%。

通过上面的这几组数据我们不难看出一个规律，收入越低的人群抽烟的比例就会越高。我们稍作延伸，把这个从数据中得来的规律引入生活中，就会发现生活中越是不如意的人对香烟的需求越大。很显然，这种普通人群对香烟需求的不同跟香烟本身没关系，只跟普通群体的心理状态有关。不管是低收入群体和高收入群体之间，还是失意者和成功者之间，他们都差这一个东西："幸福感"。高收入者和成功者，他们不太缺乏幸福感。而对于低收入群体和生活不如意的人来说，幸福感是一个遥不可及的梦。低收入者和生活中的失意者之所以更加钟情于香烟，就是因为他们心中对于幸福感的渴望，就是这种心理需求导致他们对香烟的喜爱甚至是沉迷。

香烟能给不如意的人带来幸福感吗？没错，香烟确实能够给生活不如意的人带来幸福感。其实，如果说得再深入一些就会涉及我们经常会提到的一种物质叫作"多巴胺"。在前面讲到香烟的上瘾机制的时候我们讨论过《香烟是成年人的安抚奶嘴》这个话题，我们知道作为成年人的安抚奶嘴的香烟，就是通过刺激多巴胺的分泌来实现的。多巴胺是我们大脑中的激励性物质，能够带给我们愉悦感，就像大脑发给我们的福利一样。当我们在抽烟的时候，由于尼古丁对神经系统的刺激，多巴胺就会增多。虽然自己的现实情况并没有发生任何变化，但是自己的感觉会变好，这就是我们所说的幸福感。

既然多巴胺和幸福感之间有这么密切的关系，那为什么只有那些生活不如意的人更加喜欢抽烟，而那些收入较高的成功者难道就不需要幸福感吗？难道他们的幸福感跟多巴胺没关系吗？如果他们的幸福感也和多巴胺有关系的话，那些不抽烟的高收入者，他们的多巴胺又是从哪里来的呢？

这就要从影响多巴胺分泌的几种因素开始说。作为一种负责情欲和感觉的神经传送元素，多巴胺和我们身体内的各个因素都有关系，它们潜伏在我们的各个器官中，把所有能感知到的值得激励的因素予以"奖励"，让我们感到愉悦，让我们找到幸福感。比如，我们完成了一个计划，我们出色地完成了一项任务，我们掌握了某项技能，我们做了一件对大家有益的事情，或者说某个愿望得以实现，这些都能影响多巴胺的分泌，给我们带来幸福感。除此之外，还可以通过饮食的调整和合理的运动来调整多巴胺的分泌。

明白了影响多巴胺分泌的这些因素之后我们就不难明白，为什么收入较高的群体不需要抽烟也能收获幸福感了。因为很多高收入者都拥有完善的运动健身计划，丰富的饮食规划，还有机会做自己喜欢做的事，而且他们还可以从成功的工作中收获成就感、自我认可满足感，这些都可以改变多巴胺的分泌给自己带来幸福感。而那些低收入者或者是不如意的人，不光不具备上面的种种条件，就连在生活和工作中也往往是挫败连连，很难收获对自我的认可。而通过香烟来获得幸福感无疑是最简单、最便利，成本也最低的方法。但是用这种方法来获得幸福感也是最不健康的一种。长期的尼古丁刺激会严重影响脑垂体对于多巴胺的分泌功能。而一旦形成多巴胺严重不足的情况，就会出现多动症、抑郁症和老年痴呆的症状。

那么，如果生活暂时没有善待我们，我们内心对于幸福感的需求就只能依靠香烟来获取吗？事情并不是这样，并不是所有生活不如意的人都依靠香烟来满足对于幸福感的需求。我们也完全可以通过别的方法来获得幸福感。

比如，通过合理的饮食调整来获得幸福感。现代医学研究表明，多吃富含酪氨酸的食物，就可以增加多巴胺的分泌。而我们生活中常见的杏仁、鳄梨、香蕉、低脂奶制品、芝麻、南瓜籽、花生等都是富含酪氨酸的食物。

比如，通过运动来获得幸福感。合理的运动同样能够促进多巴胺的分泌，给自己带来幸福感。不一定非要去健身房在教练的陪伴下运动，散步、慢跑、游泳、户外徒步、爬山，这些大家都可以做的运动就完全没有问题，根据自己的条件选择合适的就可以。

比如，可以自我认可获得幸福感。给自己制定一个奋斗的目标，并把它分解成很多个比较容易实现的小目标。每完成一个小目标就会收获一次对自己的认可，也就能收获一份幸福感。

生活太辛苦，需要点安慰，这是我们很多人都会有的一种心理需求。很多人因为这种心理需求喜欢上了香烟，从而被上瘾症所掌控。但是我们并不是没有别的选择，希望更多的人都采用选择香烟之外的方法，他的人生也会因此而得到改变。

第 ③ 章

# 在讨论戒烟时，我们在想什么

## 都是唬人的，香烟的危害充满了各种漏洞

对于那些抽烟者来说，几乎是从开始抽烟起戒烟的劝诫就在他耳边萦绕了。但是能听从劝告乖乖戒烟的人并不是很多，更多的抽烟者是在这种劝诫中越挫越勇，甚至不惜与身边的各类劝诫者斗智斗勇，利用一切可以利用的机会抽上一支。年少时刚刚接触香烟是师长的训诫，到结婚后伴侣唠叨，再到后来女子的叮嘱，身边的劝诫者身份不停地变换，但是很多抽烟的人对于香烟的钟爱之情怎么也无法割舍。更别说印在烟盒上的那句"吸烟有害健康"的警示了，看了那么多年，根本就跟没看见一样。难道他们一点

都不在意自己的身体健康吗？他们心里到底是怎么想的呢？很多抽烟者也很疑惑，为什么自己就下不了决心戒烟呢？我心里到底在琢磨什么呢？

当我们讨论戒烟的时候，抽烟者心里到底在想什么？

"都是唬人的，跟我没多大关系。"这句内心独白是很多抽烟者在面对"吸烟有害健康"时的心理状态。就像是在户外看到"水深危险，禁止游泳"或者"禁止翻越护栏"一样。看见就看见了，不会往心里去，总觉得这事儿跟自己没有多大关系，真的完全没有关系吗？这样的心理状态又是怎么形成的呢？

首先，拒绝相信"吸烟有害健康"，抽烟者每天都要把这句话看上几十遍，但是从来都不会当真。他们有很多理由来反驳：怎么有害了，有什么害？一点都不直观嘛。绝大多数接触到的关于抽烟对健康的危害就是那句"吸烟有害健康，戒烟对健康有益"的警示。身边的人最多也只是说"别抽了对健康不好"。时间久了，这句话在他们的认知里就变成了唠叨，完全就是一句唬人的话，自己没必要当真。

其次，他们永远相信好事情都是自己的，坏事情都是别人的。就算有人跟他详细解释了抽烟的危害，他也未必会把这些放在心上。他们会觉得，只有运气不够好的人，才会遇上这么倒霉的事情，而自己就应该是运气比较好的那一类。他们会说你看不是还有很多抽烟者，不但身体好好的，而且还有长寿的人存在吗？这不就是活生生的例子吗？你看名人某某，也抽烟，并且抽得很凶，身体还不是很健康吗？不也活了一百多岁吗？跟烟盒上的那句"吸烟有害健康"比起来，跟那些虚无的理论比较起来，他们觉得身边这些活生生的例子显然更具有说服力。

这种心理就跟前面提到的很多人看"水深危险，禁止游泳"时的心情是一样的。在普通人看来，既然有危险那就离远点，不下水不就好了吗？但是如果是一个游泳爱好者的话，他就不会这么想，他首先想到的是这都是吓唬人的话，不用当真。如果有人告诉他，这里真的淹死过人，他也会觉得那只能怪溺水者技术不行。如果再有人告诉他，淹死的那个人也是个游泳高手，他还是会觉得那可能是运气的原因，被淹死是因为运气太差了。

这样的心理状态绝对不是凭空的分析，现实中就有这样的例子。

南京紫霞湖水质清澈，景色宜人，是一个"野泳"的好去处。但是因为水下环境复杂，最深的地方达到了17米，而且不同深度水温的差别也很大。也就是说，这里是一个非常吸引游泳高手的地方，也是一个非常危险的地方。所以，管理方在湖边的大警示牌上用中、英、日、韩文写着"为了您的安全，紫霞湖禁止游泳，违者后果自负"。但是这并不能让那些喜欢游泳的人感到畏惧，其实大家都知道这里已经不止一次淹死过人了。在2019年7月29日下午，一位70岁的老人在紫霞湖游泳时溺亡。由于其他游泳的人不愿意配合，尸体的打捞工作只能被迫中断，第二天早上再继续。有记者询问游泳爱好者，以后在这里游泳就不会感到害怕吗？回答说："没关系啊，他死他的，你游你的，不害怕，怕什么？"警示牌上写着"禁止游泳，会有危险"，人们不怕，淹死过人，他们也不怕，看见人溺亡依然不怕。这些人心里是怎么想的，用他们的话说就是"基本上这边的水情我们都很清楚，这边二十几米、十七八米都有，想游嘛就在深处游。""这个地方小孩还没有淹死的，都是老头淹死的。淹死的都是会水的，这都是糊弄人的话。"而同样跟这个死者一样属于"会水"的高手们也不怕，因为他们觉得他人是外来的，不熟悉这里的情况，但是自己很熟悉，就不会有危险。

这些不怕淹死的游泳者和看起来并不担心自己健康的抽烟者，在面对危险的时候他们的心理状态是一样的。就是他们潜意识拒绝相信这种事情会发生在自己身上，觉得这都是故事里才会发生的事情，而自己永远都会是那个看故事的人。不管是拒绝相信危险的存在，还是拒绝相信危险会发生在自己身上，都是以这种侥幸心理作为内在驱动力的。可是这种侥幸心理又是怎么来的呢？其实说到底就是一种赌徒心理，就赌自己不会输，而且根本也没想过自己会输。因为，眼前的"好处"是实实在在的。毕竟对抽烟者来说，抽烟是一件非常惬意的事情，而戒烟确实非常辛苦。而香烟的危害就算是真的，也不过是一种可能，而且这种可能性并不大。面对这样的情况，很多人都会选择赌一把，就像《这书能让你戒烟》的作者亚伦·卡尔，一个有着33年烟龄的老烟枪。在这33年的抽烟历程中，身边肯定会有很多人跟他讨论过戒烟的问题，但是他从来都没有当真过。难道他真的不在乎自己的健康吗？并不是，当医生明确告诉他，不幸的事情已经在他身上发生了的时候，这个抽了33年香烟的老烟枪马上就认真地考虑戒烟的问题了。这就是抽烟者在讨论戒烟时的心理状态，既然从来都没有想过这种事情会发生在自己身上，那后果再严重又跟自己有什么关系呢？自己为什么还要那么辛苦去戒烟呢？

赌徒心理是对戒烟影响最大的一种心理状态。对于很多资深烟民来说，能让自己马上就下定决心的只有医生。作为烟民的亲友，如果真的想让他戒烟，最好还是请医生来帮帮忙。资深烟民的肺，拍出照片来没几个是像样的，让医生帮着确认一下他继续抽烟的后果，这比身边的人叨叨多少遍都管用。如果自己作为一个资深烟民，脑子里时不时也会闪过戒烟的念头，但就是无法下定决心的话，也请你去找医生看一下。这很重要，不光是跟戒烟有关，还跟健康有关，因为有很多人在发现哪里不对的时候连戒烟的机会也都没有了。

## 你说戒烟就戒烟，岂不是很没面子

对于抽烟成瘾的资深烟民来说，身边的亲人很少有在这件事上持支持态度的。尤其是自己的另一半，经常有妻子为了这件事跟自己的老公拌嘴，甚至还有让老公在香烟和自己之间做单项选择的，也经常有老公一身烟味地回到家就引发家庭大战的。在外面应酬的时候，如果说自己正在戒烟的话，很容易被对方调侃说："是媳妇管得紧，不让抽呀。"再丢过来一个"我懂"的眼神和一个意味深长的微笑。这就使抽烟者不管是不是出于自愿，都难免会有被戒烟的嫌疑，而被戒烟则在某种程度上被解读为对另一方的投降和服从，这是很多好面子的人不能接受的。这时候不管是不是他自愿的，戒烟这件事在他看来都已经不再那么纯粹了。他只会觉得你说怎么样就怎么样，那我岂不是会很没有面子。在这种心态之下，他们会选择为了反对而反对，因为在他看来反对就意味着尊严。

逆反心理并不是只有在"被戒烟"的时候才出现的，所有跟"被"字有关联的事情，都有可能激发逆反心理。不管是什么事情，在逆反心理的作用下都会变得很糟糕。尤其是当双方都不知道是逆反心理在作怪的时候。一般来说，最容易激起逆反心理的做法有两种。就拿戒烟这事儿来说，希望对方能戒烟的妻子会觉得只有时时刻刻都提醒，老公才不会忘掉戒烟这件事，然后才能很好地坚持下去。希望子女能够戒烟的父母也会以为，如果自己不能天天耳提面命的话，他们根本就听不进去。于是他们就会抓住一切机会来提示、叮嘱对方，不要再抽烟了，为了自己和家人的健康一定尽早戒烟。很多劝亲人戒烟的人都坚信精诚所至、金石为开的道理，以为只要自己能够持之以恒，就总有说服对方的一天。不过，这只是劝诫一方的想法。站在被劝诫的立场上来考虑，对方这么做并不是什么明智的选择。俗话说"话说三遍淡如水"，哪怕你说得再正确，也经不住一遍又一遍的絮叨。一旦被劝诫的人对你的表达方式产生了逆反心理，所表达内容的对与错就已经不重要了。

反正你说什么他都是要反对的。

还有一种容易激起对方逆反心理的劝诫方式正好相反，劝诫者为了维护自己的权威，秉承着"好话不说二遍"的原则。一开口就是最后通牒，言语之间满满的都是威胁的意味。就是想让对方明白，最好乖乖地听话，不然后果必定会很严重。我们经常当段子来讲的那种女孩子逼着男朋友在香烟和自己之间做出选择的故事就是这种典型的威胁性的。这样的姑娘不会天天絮叨让人心烦，但是从来都是说一不二，要么戒烟，要么分手。这么做最有可能出现的就是两种结果，要么就是对方选择了戒烟，但是不久后发现他竟然背着自己偷偷抽烟。要么就是，对方也比较刚，不仅现场分手而且他以后还抽得更凶了。当然，也有就此戒烟的事情发生，但是这样的事情会被称为美谈。还是其他两种情况的概率会更高一些。

总之，很多人在被要求戒烟的时候，在戒烟这件事之外，还会想到自己的面子和尊严。甚至有些人完全是下意识的反应，有时候连他自己都不一定意识到。特别是遇上上面所说的两种劝诫方式的时候，这种在逆反心理的作用下为了反对而反对的状况很容易出现。所以，如果想要劝诫身边的人戒烟的话，一定要了解抽烟者的真实内心活动。多一些体贴和理解，少一些责备和抱怨，做一个戒烟的引导者和辅助者，而不是戒严令的下达者和监督者。特别是前面提到的两种劝诫方式，一定不要跳进这两个误区中激发对方的逆反心理。当沟通过程不顺畅的时候，一定要弄明白他到底是在反对什么？是在反对戒烟这件事，还是在以反对戒烟为借口对你的沟通方式表示不满。而作为一个被劝诫戒烟的抽烟者，当你的内心在抗拒这件事的时候，不妨再仔细想想。你对对方的表达方式是不是特别反感？是不是一听对方说这事儿就心烦？想象一下如果当有人调侃你"奉旨戒烟"的时候，你是不是感觉很难受？在这三条中，不管你中了哪一条，都应该冷静下来再作思考。很有可能你抗拒的并不是戒烟本身，而是对方劝你戒烟的样子。对于戒烟这件事，你其实没有想象的那么反感。

# 已经是资深老烟枪了，一切已经来不及

　　绝大多数高烟龄抽烟者都考虑过戒烟的问题，虽然自己还没有下定决心戒烟，却还经常劝诫年轻人戒烟。这是个很有意思的事情，自己不去做的事情却让别人去做，真的是有点站着说话不腰疼的意思。其实，事情并不像看起来的那样，这些老烟民是真心觉得比自己年龄低的人应该尽早戒烟。当别人问他们自己怎么不戒烟的时候，他们就会摆出一副十分无奈的样子说："我还戒什么烟呀，都抽了几十年了，五脏六腑早都熏得不成样子了，现在戒烟还有个什么用，还不如舒服一天是一天。"

没错，这就是很多高烟龄抽烟者面对戒烟时的心态。他们不是不想戒，也不是不珍惜自己的健康，而是觉得抽了几十年的烟，对健康的伤害早就已经造成了，现在戒烟已经没有什么意义了。而且，这么多年养成的烟瘾现在哪能说戒就戒呢？但是那些烟龄低一些的人就不一样了，他们抽烟的时间短，对健康的影响也相对小一些，一切都还来得及，而且他们的烟瘾没那么大也比较容易戒烟。

很明显，资深抽烟者在打算戒烟的时候他们考虑的主要是两个问题：

戒烟还有必要吗？

还有成功的可能吗？

他们的这种顾虑其实并不难理解，按常理上来说，谁都知道年龄越长、抽的烟越多对健康的危害也就越大。甚至有可能就算戒烟，身体也不会变好，更何况烟瘾也比较大了戒起来又那么难。而且身边确实烟龄比较长的人，是在戒烟一段时间以后身体才查出问题的，这就让他们更加怀疑资深老烟枪戒烟的必要性。

2016年6月10日北青网的一篇文章中有一个案例：

老张是一个典型的高烟龄抽烟者，60岁出头的他拥有37年的烟龄，而且每天烟抽得还很凶，平均一天都要抽两包。这中间他爱人和子女都没少劝他戒烟，跟他说抽这么多烟会得肺癌的。但是老张从来都不当一回事儿，跟他们说："肺癌又不跟我姓，跟我没啥关系。"这也难怪，因为老张这些年虽然没少抽烟，但是身体一直都很好。可能跟他经常跑工地有关系，这些年除了血压有点高之外，平时感冒咳嗽都很少有。

后来感觉自己年龄越来越大了，担心万一有什么意外，就在亲人的劝说下把烟给戒了。本来以为自己的身体素质那么好，现在又把烟给戒了，这下应该就安全了吧。可是戒烟一年之后突然觉得胸闷气短，咳嗽得很厉害。结果被诊断出是慢阻肺和右肺鳞癌晚期，并且已经不适合手术了，医生建议进行保守治疗。

为什么抽烟的时候没事，戒烟了以后怎么反倒得了肺癌了呢？这事儿让老张很是不解，同样感到疑惑的还有他的烟友邻居们。他们都忍不住问老张："老张，你都戒烟了，还得肺癌啊？早知道就别戒烟了，说不定还没事呢。"

为什么会出现这样的情况，难道资深老烟枪真的不适合戒烟吗？事情的真相并非如此，之所以会出现这种误解，其实是因为对癌症的了解不够。医学专家表示，癌症跟普通的感冒发烧不一样，今天受了风寒明天就出现了症状。癌症的形成期和潜伏期特别长，从各种有害因素的大量积累到破坏基因中的平衡，再到癌细胞的大量繁殖，然后出现症状是非常长的过程。戒烟一年后出现症状，那就说明在他准备戒烟的时候其实就已经患上癌症了，并不是戒烟以后才导致的癌症。

相关专家同时表示，戒烟从来就没有晚的时候，只要停止戒烟，身体机能就会开始自我恢复。即使是烟龄比较久的中老年抽烟者也是如此，他们戒烟以后同样也会减少相关疾病的患病风险。当然，越早戒烟的人，身体恢复的速度就会越快，戒烟也比较容易一些。这一点是事实，因为这跟身体机能受到的损伤和对尼古丁依赖的程度有很大关系。但是并不能说，资深老烟枪就没必要戒烟。数据显示，35岁以前戒烟，因为吸烟而导致的心血管病的概率能降低90%；就算是60岁以后戒烟，他患上肺癌的概率也会远远低于继续抽烟者。

由此可见，老烟枪戒烟仍然是一件非常值得去做的事情。正是因为身体机能遭受的损害已经比较大了，所以他们戒烟的迫切性反而会更加严峻。如果这时候不能马上下定决心戒烟的话，等到身体出现了严重不适的症状，很有可能就真的来不及了。至于说能不能成功，只要方法得当，戒烟也并不是非常难的事情。关键是你得相信自己能做到，这个前提就是打破老烟枪没必要戒烟的心态，这是所有想要戒烟的老烟枪以及家属都应该要迈过去的第一道坎儿。

## 与其戒不掉被人说，不如一开始就不戒

有句话叫作"兵马未动，先谋败局"，说的是一种做事的智慧，在开始之前一定要想清楚失败了以后怎么办，你有没有应对败局的相关措施，如果没有就赶紧谋划，这样才能从容应对。但是现实情况是，当我们准备开始做一件事情的时候，我们几乎都会本能地想到失败。但是这种本能并不是在"谋"败局，反倒会被这个败局给吓住。因为害怕而不敢开始，这种情况在我们的生活中并不少见。在戒烟这件事上同样如此，很多抽烟者一想到戒烟首先想到的就是万一失败了该怎么办呢？

"万一失败了会怎么样？"这确实是让很多想要戒烟的人非常头疼的问题。谁都知道戒烟并不是一个充满愉悦感的过程，也不是很容易就能做到的事情。况且身边戒烟失败的人那么多，真的担心自己也会跟他们一样坚持不住。为什么那么多抽烟者会被戒烟失败给吓住呢？想象一个戒烟失败的人会面对什么样的处境吧。

一个人要是信誓旦旦地开始了自己的戒烟大计，而没能坚持到底的话，他在朋友们中的处境可能是这样的：

"听说你前一段戒烟了？那怎么现在又开始抽了呢？之前的罪岂不是白受了吗？是什么原因让你放弃了坚持呢？是太难受了还是忍受不了？现在复吸了以后还会再戒吗？"

好吧，想想一个戒烟失败的人被这些问题包围会是一种什么样的场景？每一个问题都透着戏谑，就像是在说："就知道你不行，现在打脸了吧？"

面对这样的场景真的会让人感到尴尬，却是烟友们聚在一起最爱聊的话题。弄不好他们还会给你搞一个小小的欢迎仪式，欢迎你再次成为他们中的一员。

而一个答应了妻子要戒烟的丈夫，如果被妻子发现还在抽烟的话，等待他的又会是什么样的后果呢？场景可能会是这样的：

"你当时是怎么答应我的？一个大老爷们，怎么能说话不算数呢？"

"你说因为爱我、爱这个家你要戒烟。可是现在你又开始抽了，你什么意思啊？是我们的感情没了，还是日子不打算过下去了。"

"做不到你当时就别说了，出尔反尔你还算什么男人？"

也许，对方脾气暴一些的话，可能还不只是这些语言上的暴力。稍微控制不好，就可能影响两个人的感情和正常的家庭生活。一个戒烟失败的抽烟者真的就那么不招人待见吗？恐怕是的，回想一下生活中那些戒烟失败的抽烟者，就会觉得这些话一点儿都不夸张。为什么会这样，因为一个抽烟者从宣布戒烟的那一刻起，就对身边的人产生了不同的影响。当他宣布戒烟的时候，在以往那帮烟友的妻子眼里，他就成了那个"别人家的老公"。她们会指着自己的老公说："你看看人家，同样是男人，为什么人家就能戒烟，你就不行？"当他宣布开始戒烟的时候，他的爱人心里的成就感是满满的，她认为这是责任和爱的证明。而且身边的人也会很羡慕地跟她说："你可真厉害，竟然能让老公把烟给戒了。"

明白了抽烟者戒烟的事情对身边人的影响之后，就不难想象抽烟者一旦戒烟失败会面临什么样的处境了。但是，一个戒烟失败的抽烟者所要面临的还不止这些，这些不过是外界的反应。而作为戒烟失败的抽烟者，他也不会放过自己的。每个戒烟失败的抽烟者心中都会被负面的情绪填得满满的，愧疚、懊恼、自我否定，他觉得自己一定是一个意志力不够坚定的人，自己的自律能力根本就不及格。

戒烟失败的抽烟者面对的这一切，也不光体现在戒烟上面。这与我们整个社会对待失败者的态度有关，对待失败者我们从来不缺嘲讽和戏谑，甚至是挖苦。但是鲜有包容、体谅和安慰。有很多人会因为害怕失败而拒绝开始，很多抽烟者因为害怕戒烟失败而拒绝戒烟。不一定是害怕这个过程有多难，而是失败的时候自己有多惨。这是作为抽烟者的家属和亲人必须明白的事情，你平时如何对待他的失败，对他们敢不敢开始戒烟有着非常大的影响。戒烟从来都不是一个人的事情，小到家庭环境，大到社交环境，这些都是很重要的因素，而最重要的还是戒烟者对于失败的态度。

对于想要戒烟者的家属来说，在开始这件事之前就应该做到

"兵马未动，先谋败局"。认真思考一下，当对方戒烟不成功的时候，自己可能会做出什么不理智的事情。对方面对自己这样的做法会有什么样的反应，他还有勇气开始第二次尝试吗？如果不能，如何改变自己的做法才能让他具有这种勇气？如果你真的希望他戒烟成功，这些问题你就必须考虑清楚。因为戒烟这件事，失败的比例真的不低，多次尝试后戒烟成功的比例却很高。很多戒烟成功的抽烟者在成功之前都经历过好几次的失败。当然，如果能一次就成功这是很多人希望看到的事情，但是不能把全部的希望都赌在第一次的尝试上。

对于身边的那些敢于戒烟的亲友，不管是否能够成功，敢于尝试、敢于开始就是一件值得为之点赞的事情。抽烟者也应该明白，就算是自己失败了，也比那些根本就不敢尝试的人要勇敢得多。那些连开始都不敢的人，对于他们的揶揄完全没有必要当真。只有改变了这种因为害怕而拒绝开始的心态，才能够放下心理上的负担，轻松开始自己的戒烟之旅。但是失败了，没必要苛责，也没必要嘲讽，但是反思、总结和纠偏是很有必要的。万一戒烟失败，一定要及时对戒烟的这次尝试做一个复盘，只有这样，上一次尝试的失败才算是有了自己的价值。

## 反正空气也不好，吸霾和抽烟没区别

在所有劝人戒烟的理由中，健康无疑是最重要的一个理由了。安全原因、财务原因以及其他原因合在一起都不如健康原因的影响大。所以我们的烟盒上都印有"吸烟有害健康"的警示语。我们在劝别人戒烟的时候首先要说的也是"为了你的健康着想，还是尽早戒掉吧"。如果这一招不太好使的话，我们就会拿出跟健康有关的第二招，健康加亲情。我们会跟他说："就算是你自己不怕，那也得为家里的老人、孩子和爱人想一想，要知道二手烟的危害可是比抽烟者受到的危害还大呢！"

但是随着空气污染越来越严重，这个理由就越来越难以说出口了。为什么，因为很多人觉得现在的空气污染对我们健康的影响比抽烟还要大，吸霾都不怕还怕抽烟吗？就像有人在针对雾霾天的吐槽一样："感觉自己每天都在做人体空气净化器，本来还有戒烟的打算，但是现在觉得经过过滤嘴过滤的空气可能会更新鲜一些。"当然，这不过是段子手的吐槽，说得夸张一些。不过，更正经一些的也不是没有。在雾霾严重的时候，人们对雾霾和香烟哪个对我们的伤害更大展开了讨论，从雾霾和香烟烟雾各自的有害成分和致病原理，到每年的致死人数，方方面面进行对照。最后也没有个统一明确的定论，但可以肯定的是，不管是雾霾还是香烟的烟雾对我们的健康都有着非常大的影响。

不同的是，香烟你可以选择抽或者不抽，但是雾霾不行。香烟有抽烟者和二手烟的区别，雾霾则没有。香烟你可以找个无烟区保护自己，雾霾不管在哪里都不可能会躲开。面对这样的情况，感觉反正不抽烟也会受到雾霾的危害，索性也就不戒烟了，也不太担心二手烟对家人的影响了，就算躲得了二手烟，也不可能躲得开雾霾。在这种心理的作用下，竟然还出现了在呛人的雾霾中抽烟的现象和戴着口罩抽烟的香烟新抽法。扒开口罩把一口烟雾吸进去，再把浓浓的烟雾从鼻孔里喷出来，颇有些黑幽默的感觉。

抽烟者的这种心态是以前没有的，这跟这些年空气污染的情况有关。而且我们上面所说的雾霾对我们的伤害也是事实，这是现在在抽烟者中非常流行的心态的现实基础。不过，虽然这种心理有一定的现实基础，但是这种心态是非常要不得的。如果听之任之，只会给抽烟者和其家属的健康带来更加严重的伤害。

我们先来看一下，这种心理的不合理之处。这种不合理主要是逻辑上的不合理。首先来看看雾霾和香烟谁更厉害的问题，虽然现在的专家们还没办法从数据上来比较哪个对我们的伤害更大，但是可以从比较的逻辑中看出一些端倪。如果从各自的成分来看，专家们表示现在确实没有明确的定论。但是有一种观点可供参考，那就是在重度雾霾的环境中呼吸一天，对身体的伤害大约相当于抽一支香烟。但是一天只抽一支烟的抽烟者真的不多，同样，一天只受一支香烟的二手烟伤害的家属也不多。而且，还要涉及重度雾霾天气出现的天数比例问题。这样算下来，就不难看出雾霾和香烟哪一个对我们的伤害更大。另外，从致死人数来看，2015年我国雾霾致死人数为110万左右，而抽烟致死人数也是100万。看起来差距不大，但需要注意的是，抽烟者的基数和雾霾受害者的基数是完全不一样的。目前我们的抽烟者人数在3亿多。这样香烟和雾霾的伤害指数也不难看出区别。

　　这种心理的第二个逻辑不合理的地方在于，根本就没必要把雾霾和香烟的伤害指数放在一起比较。这并没有太大的意义，因为对于抽烟者来说，这并不是两者之间做选择而是要不要把这两种伤害叠加在一起。如果不戒烟那就等于说，就是要把这两种伤害叠加在自己身上，甚至是自己家人的身上。如果是置身于空气环境非常好的"大氧吧"中，那抽烟者因为香烟烟雾而造成的健康危害能够得到一定程度的减轻，因为湿润干净的空气对于我们的心肺功能有修复功能，可以抵消一部分香烟烟雾所带来的伤害。而如果置身于重度雾霾的环境中，就算是不抽烟，那些弥漫在空气中的可吸入颗粒物就已经对我们的健康造成了不少的威胁。如果在这样的环境中继续抽烟的话，就是对自己的健康系统进行"补刀"，后果就可想而知了。

　　所以，正因为现在空气质量不好，在雾霾的环境中我们的健康已经遭到了很大的威胁，戒烟这事儿就变得更为迫切了。不是因为雾霾来了，就没必要戒烟了。而是，正因为雾霾来了，抽烟者应该马上戒烟。

## 被动抽二手烟，不如主动抽一手烟

关于香烟的危害一直有一种二手烟的危害比一手烟还要大的说法。这种说法认为比起那些主动抽烟的人来说，在旁边被动抽二手烟的人会受到更大的伤害。这种观点一直以来都是用来劝说抽烟者要注意保护身边那些被动抽二手烟的不抽烟者，特别是跟自己亲近的人，因为他们会因为抽烟者的行为遭受二手烟的危害。

然而，让很多不抽烟的人想象不到的是，这个二手烟比一手烟危害更大的观点还能成为很多抽烟者拒绝戒烟的理由。而把这个当成拒绝戒烟的理由的抽烟者，多数是热衷于各种局的社交派。我们在前面说过，很多热衷于社交的抽烟者其实是把香烟当成一种社交工具。这就不难想象，这样的社交场合应该是烟雾缭绕的那种。如果二手烟的危害比主动抽烟还要大的话，那么，在这样的环境中那些不抽烟的人才是受伤害最大的。因为所有不禁烟的聚会中，他们自始至终都在被动地抽着二手烟。所以当他们想到要戒烟的时候，第一反应就是：如果我先戒烟，我以后就会成为聚会时被动抽二手烟的家伙，这样子可是很吃亏的。他们是不会让这种事情发生在自己身上的。于是，他们宁肯选择不戒烟。

这种听起来有些怪异的理由，稍微一琢磨好像还真有几分道理。那么事实到底是什么样的呢？那就先来说说一手烟和二手烟吧。不过在这之前我们先得认识一下什么是主流烟和支流烟。

所谓的主流烟，指的就是从香烟的过滤嘴端吸出来的烟雾。因为这些烟雾通过香烟的过滤嘴直接被抽烟者吸进了体内，"享受"这些主流烟的显然就是抽烟者本人了。

那么支流烟呢？支流烟指的就是烟草焖烧产生的烟雾。或者说得更加直白一点，就是香烟在燃烧的时候，烟头的边缘位置所产生的烟雾。

主流烟、支流烟是国际癌症研究署机构对于香烟烟雾的两种分类，通常来讲，我们更愿意把主流烟叫作一手烟，而我们通常所说的二手烟除了上面所说的支流烟之外还包括抽烟者喷出来的烟雾。那么二手烟真的比一手烟的危害更大吗？

确实有这种说法，这个依据其实说的是主流烟和支流烟的区别。研究证明，主流烟和支流烟因为燃烧方式的不同，支流烟中的多环芳香烃的含量确实比主流烟要高。而这种多环芳香烃是香烟烟雾中的重要致癌物。当抽烟者使劲吸入烟雾时，产生主流烟部分的烟草燃烧时温度较高，属于完全燃烧。而产生支流烟部分的烟草燃烧时的温度却比较低，属于不完全燃烧。也就是我们所说的焖烧，而当烟草不完全燃烧时，所产生的烟雾中多环芳香烃的含量就要高一些。从理论上来说，这种二手烟比一手烟危害更大的说法也是有一定道理的。因为我们所说的二手烟中就包括支流烟。不过，这只是理论上的可能。到目前为止，没有任何权威数据证明，二手烟的危害就比一手烟要大。但是，可以认定的是，在理论上看来虽然无法证明二手烟危害更大，但是可以肯定的是最起码不比一手烟的危害小。

这只是理论上的，但是我们还需要考虑另外一个原因，那就是吸入方式。以上观点之所以在理论上能够成立，是因为建立在烟雾浓度相同的基础上的。但是现实中因为吸入方式的不同，是很难出现烟雾浓度相同的情况的。

我们想象一下抽烟时的场景。吸入一手烟的抽烟者，直接通过过滤嘴把烟雾吸进体内，烟雾浓度是很高的。而二手烟的吸入者，要想把这些烟雾吸进体内，首先得让支流烟和抽烟者喷出来的烟雾在空气中扩散。而一般不抽烟的人不会离抽烟者太近，一般都保持一定的距离。这时候他吸入的二手烟的烟雾浓度和抽烟者吸入的一手烟的烟雾浓度差别是非常大的。而且，实际上在这个抽烟的过程中有被动的二手烟吸入者，但是根本没有纯粹的一手烟的吸入者。

抽烟者不就是一手烟的吸入者吗？抽烟者和一手烟之间的逻辑关系是这样的：一手烟确实是被抽烟者吸入的，但是抽烟者吸入的绝不仅仅是一手烟。所以在整个抽烟的过程中根本就不存在纯粹的一手烟吸入者。想象一下抽烟时的场景，除了通过过滤嘴直接吸入的主流烟也就是一手烟之外，就连烟头位置产生的那些支流烟，也是抽烟者最先吸入的，而且他吸入的支流烟的浓度要比旁边吸入二手烟的人吸入的更高。因为烟头离抽烟者是最近的，也是最容易被他吸入的。而且就连他自己喷出来的烟雾，也是会最先弥漫在自己身边。所以，根本就没有单纯的一手烟吸入者，抽烟者其实是一个多重吸入者。就光是二手烟的吸入量他就已经超过了旁边那些不抽烟的人了。

这就是事情的真相，因为害怕成为二手烟的受害者而主动抽烟的想法根本就不可取，这种想法不过是自欺欺人而已。真心为自己的健康着想的话，那就只能是踏踏实实地戒烟，尽量离香烟远一些。

在这里需要提醒一下抽烟者及其家人，除了一手烟和二手烟之外，还有一种三手烟。它得特别引起抽烟者的注意，尤其是年轻的奶爸或者家里有抵抗力较弱人群的抽烟者。很多现在还没能戒烟的抽烟者为了身边亲人的健康着想，都会选择在走廊抽烟或者大家都不在家时抽，以为这样就能让他们躲过二手烟的危害了。没错，这样做确实可以避免他们吸入二手烟，但是有可能躲不开三手烟的危害。什么是三手烟？三手烟是相对于一手烟和二手烟来说的，指的就是抽烟之后残留在衣服、头发、身体、墙壁、地毯以及家具上的可吸入的烟草残留颗粒物。跟二手烟不同，这些烟草的残留物存在的时间会比较长，通风环境较好的地方可能是几天，通风条件不好的话甚至会存留几个星期、几个月。这些残留物的存在会给接触者造成另外一种形式的被动吸烟，同时也会对室内的空气环境造成严重的污染。别以为在走廊抽烟家里的人就安全了，只要一天不戒烟，抽烟者对家人的健康危害就会存在。

## 抽烟是我自己的事情，跟别人无关

很多有心要劝别人戒烟的人都在问一个问题："怎么才能让他们不反感？"由此可见，劝人戒烟确实是一件非常困难的事情，为什么？这就要从跟抽烟者谈论戒烟时，他心里的第一反应说起。作为一个抽烟者，当别人跟他谈论戒烟的话题时，他的本能反应是什么？本能反应就是自己被侵犯了：这不过是我这个人的私事，这是我自己的事情与别人无关，凭什么你要来干涉我。

这就是为什么劝人戒烟很难的原因所在了，心理学中有一个现象叫作"心锚效应"。一旦抽烟者觉得你跟他讨论戒烟就是在干涉他的个人私事，就等于是在心理上给这件事做了定位，就像是一艘被下了锚的船一样。接下来不管你怎么说，他都认为你这是在针对他。

比如你劝一个小伙子说抽烟其实挺费钱的，他就会觉得你这是在说他很穷，根本就不配抽烟。

比如你劝一个年轻的女士说，抽烟对女人的皮肤不好，她会认为你是在讽刺她皮肤很差，很可能会跟你翻脸。

比如说，你跟一个抽烟者说抽烟会影响到他的健康，他可能会反问你：你是说我看起来不够健康吗？

比如说，你跟一个抽烟者说抽烟如果一不小心就能会引发火灾，他肯定会以为你这是在诅咒他，并丢一个白眼给你。

所以说，一旦这个心锚把这个话题做了定位，你不管怎么说，对方都能和中间的这个锚联系在一起。这时候你说的是什么，其实已经不重要了。不管对与错，他都是要反对的。虽然听起来好像有些不太对，但这确实是在听到别人跟他说戒烟的时候很多抽烟者的心理状态。在他们看来，这只不过是自己的一个嗜好，完全是个人的事情。用不着别人来干涉，尤其是一些不太熟悉的人。在整个过程中，他的潜台词就是"这是我的事，关你什么事？"只不过很多时候他们不会说出来。那么抽烟这件事，是不是真的就是一件纯私人化的事情，跟别人没有关系呢？著名演员陈道明和著名主持人崔永元之间发生过一件事情，这当中可能会有我们想要的答案：

有一次在"两会"上，名嘴崔永元遇上了明星委员陈道明。于是两个人就展开了一场对话，这当中有一段是关于戒烟的。崔永元一开始就开门见山地说，听说他去年戒烟成功了现在还吸不吸烟。陈道明很干脆地回答，现在不吸烟了，已经一年零四个月了。然后崔永元说很抱歉我戒烟没有成功，然后陈道明很不客气地说：

"你太不像话了，我去年就跟你说你应该戒烟了。而且我觉得现在抽烟的问题吧，大家都很关心雾霾，其实你知道一根烟在一立方米的范围内的PM2.5的含量是633，咱们动不动就报什么二百多、三百多就不得了了，其实你看你周边的人，一个是自己抽烟的人，一个是吸二手烟的人，一个是被迫在公共环境吸烟的人，还有你工作单位吸烟的人……"

这时候崔永元插话说道："我知道，其实跟我一起工作的那些同事，都特别讨厌我抽烟。但是他们不敢说。"

　　然后陈道明接着说："其实我觉得你真应该戒。为什么不戒呢？不要以压力大为借口。"

　　崔永元回答说："不戒吧，他都有好多借口。比如说你看，一戒烟就会胖二三十斤……"

　　陈道明马上反问："你看我胖了吗？"

　　"没有，我看你还瘦了呢。"崔永元回答。

　　然后陈道明接着说："其实我特别希望，我们现在的烟民将来是'烟贼'，因为会到处躲。因为到处都在禁烟，尤其是我们现在国家的《禁烟法》颁布以后，你可不就成了'烟贼'了吗，就是偷偷地这儿抽两口，那儿抽两口。"

　　因为是两个人对话的实录，所以很多地方口语化会比较严重，我们需要根据陈道明先生想要表达的意思把没完全说出来的话给补充完整。这样一来，他的观点就会更加明确了。最需要补充的地方就是"而且我觉得现在抽烟的问题吧，大家都很关心雾霾"由于是口语化的表达，在这个逗号后面有一个重要的信息省略了。按照下句的逻辑推出来这句话应该是这样的："而且我觉得现在抽烟的问题吧（绝对不只是一个人问题），大家现在都很关心雾霾……"

　　在陈道明先生看来，现在雾霾非常严重，抽烟绝对不只是私

事，它甚至会影响到整个社会。都说现在的雾霾多么严重，PM2.5
二百多、三百多就已经算是很严重了，而一个抽烟者抽一支烟就
能够让周围一立方米的空间内的 PM2.5 的数值达到六百多，那就
会直接爆表的。还能说这只是个人的私事吗？然后他还举身边的例
子，在公共场所、在单位都有很多被动吸烟的人。崔永元更是现身
说法，说自己的同事就很讨厌自己抽烟，但是不敢说。那么你还
能说抽烟是个人的私事吗？这就是我们想要的答案，不管是对整
个社会的环境来说，还是对自己身边的人来说，抽烟都不只是个
人的私事。最难得的是，陈道明用了一个时下特别形象的词"烟贼"
来描绘在全民禁烟的大环境下，还要坚持继续抽烟的烟民将来只
能偷偷摸摸地这儿抽两口，那儿抽两口，变成一个地地道道的"烟
贼"，因为到处都在禁烟。

　　道理说得没错，抽烟绝不只是抽烟者个人的私事。但是这种
在抽烟者身上普遍存在的心理依然存在。作为一个想要戒烟的抽烟
者，想要改变自己就要从改变自己的这种心理开始。不再把抽烟
看成是自己的私事，不再把别人的劝说和监督当成是对自己的侵
犯。而作为抽烟者的亲人，如果有心要劝他戒烟的话，一定要明白，
当你跟他谈戒烟的时候他的心里在想什么，这样才能起到更好的
效果。

第 ④ 章

# 把"吸烟有害健康"说清楚

## 盘点香烟里的"杀手团"成员

"吸烟有害健康"这句话可以说是跨种族、跨国家的，不管地域、种族如何，也不管是抽烟者和非抽烟者，几乎找不到没有听说过这句话的人。但是同时，你要问对于健康而言，抽烟到底会有哪些危害？估计除了说出吸烟对肺不好，容易得肺癌之外，就很少有人能够给出别的答案了。这就是我们对于"吸烟有害健康"的普遍认知，很笼统，也很肤浅。为什么会有那么多抽烟者在"吸烟有害健康"的警示下还那么悍不畏死？就是因为很少有人能把这句话的真正含义给解释清楚。这种笼统得近乎是口号式的警示，跟香烟和尼古丁能够切身体验到的诱惑相比，当然是后者更能俘获人们的欢心了。不光是抽烟者如此，就连那些劝人戒烟的人因为这些知识的匮乏而只能反复地唠叨对身体不好。生生把劝诫变成了责备和唠叨，而责备和唠叨对于抽烟者没有太大的正面作用，弄不好还会激起他们的反感情绪。所以，要想让抽烟者真正重视戒烟的重要性和迫切性，我们有必要把"吸烟有害健康"这件事做一番全面细致的了解。那么，就要从了解香烟中的有害成分开始说起。

通过现在的技术对香烟烟雾中的物质进行分离和分析，给出的结果是，香烟的烟雾中含有的化合物种类多达4000种以上。其中有毒、有害物质就超过3000种，仅仅是目前可认定的致癌物质就有80种以上。如果再具体一点来说的话，我们可以从烟雾的主要成分分类开始说起。按照这些物质的形态，香烟烟雾中的物质可以分为烟气粒相物和烟气气相物。所谓的烟气粒相物，就是香烟燃烧而成的烟雾中的那些细微颗粒物，比如尼古丁、苯并芘等，这些物质虽然非常细小，但是仍然以一种固体的形态存在，所以叫作烟气粒相物。而烟气气相物指的就是烟雾中的那些以气态形式出现的物质，比如一氧化碳、各种含氮化合物、氯化氢等有毒的气体。除了这些典型物质外，我们再多了解一些跟我们的健康关系比较大的烟气粒相物和烟气气相物。跟我们健康关系紧密的常见烟气粒相物主要有稠环芳烃、苯并芘、蒽、各种多环芳烃碳水化合物、各种芳香胺、啶、硝胺、各种非挥发性亚硝胺、芘、二萘嵌苯、儿茶酚等。跟我们的健康密切相关的烟气气相物主要有甲基亚硝基哌嗪、亚硝基二甲胺、二甲基亚硝胺、硝基吡啶、氯乙烯、尿烷、联氨，当然还有非常容易被我们吸收的尼古丁和一氧化碳。

可是，这些对身体有害的物质，不管是粒相物还是气相物，哪怕列举得再详尽完备，都不能让我们多关注一些。因为除了有相关背景的专业人士外，这些物质我们根本就不知道都是些什么，甚至连它们的名字都读不出来。为了让我们对这些物质和我们的健康之间的关系有一个更加清晰的认识，我们把这些物质的危害简单做一下归类。就在我们刚刚提及的这些物质中，稠环芳烃、苯并芘、蒽、各种多环芳烃碳水化合物、各种芳香胺、啶、硝胺、各种非挥发性亚硝胺、甲基亚硝基哌嗪、亚硝基二甲胺、二甲基亚硝胺、硝基吡啶、氯乙烯、尿烷、联氨，都是已经明确了的致癌物质，而剩下的那些，比如二萘嵌苯、儿茶酚虽然不会直接致癌，但也是癌症的诱发物质。它们对我们的健康有着非常大的影响。

除了香烟烟雾中的有害物质多得远远超出我们的想象之外，因为抽烟而引起的疾病种类也多到让人瞠目结舌。我们平时在提及香烟对于健康的危害时，能想起来的无外乎就是各种肺病，很多人知道抽烟是伤肺的，如果再仔细想一下，还会有一些跟呼吸道相关的疾病。但我们不知道的是，我们的身体从上到下几乎每一个部位的疾病都跟抽烟有关系。比如，除了我们都知道的肺癌之外，还有脑中风、局部缺血性心脏病、大肠癌、膀胱癌、白血病以及女性的乳腺癌和子宫癌等，这些都与抽烟有联系。

　　当然，上面这些关于抽烟有害健康的解释，虽然相对比较详细，但还是过于笼统。我们现在没有必要把来自香烟的危害一一罗列，就算是这样做了，里面所涉及的专业知识也会让我们不知所云。这对我们认识抽烟和健康之间的关系并没有多大的益处，相对而言，把最常见的几种疾病和香烟之间的关系讲清楚，可能会对我们理解这些更有帮助。

## 抽烟和癌症之间的亲密关系

癌症是一种致死率很高的疾病，但是现在已经成为一种常见病了。而且患者的年龄年轻化的趋势越来越明显。尤其是水滴筹等筹款方式出现以后的这几年，总是时不时会在朋友圈里看到因为身患癌症而筹款的事情。而且事件的主角不管是自己的朋友还是朋友的朋友，甚至是经过了很多次转发的陌生人，他们大多都还很年轻。他们中的很多人都还风华正茂，是家里的顶梁柱。我们无法弄清楚这些不太幸运的人的疾病是不是跟抽烟有关系，但是能肯定抽烟和癌症之间有着很大的关系。而且还不只是肺癌那么简单，除了肺癌之外，还有喉头癌、口腔癌、舌癌、口唇癌、食道癌、胃癌、胰腺癌、大肠癌、膀胱癌、肾癌、肝癌、乳腺癌、子宫癌也都跟抽烟有关。

让我们先来看看癌症到底是怎么回事。关于什么是癌症，比较官方的解释是这样的：在医学上，癌症是指源于上皮组织的恶性肿瘤，是恶性肿瘤中最常见的一种。而一般人们所说的"癌症"是在习惯上对所有恶性肿瘤的统称。癌症具有细胞分化和增殖异常、生长失去控制、浸润性和转移性等生物学特征，其发生是一个多因子、多步骤的复杂过程，分为致癌、促癌、演进三个过程。与抽烟、感染、职业暴露、环境污染、不合理膳食、遗传因素密切相关。

从这里面不难看出，癌症跟抽烟确实有着密切的关系。那么香烟又是怎么跟癌症扯上关系的呢？这还得从我们细胞中的遗传基因开始说起，我们人类的每一个细胞都含有8万个左右的遗传基因，这里面就包括原癌基因和抑癌基因，原癌基因就像细胞遗传基因中的一颗定时炸弹，它参与控制细胞的生长和分化，正常状态下，它可以有条不紊地安排着细胞的发展方向和生长速度，让细胞不断地生长和分裂。人类也得以从一个受精卵开始，逐步变成一个胎儿，然后慢慢长大。但是，如果在这个过程中细胞受到了射线或是致癌物质的刺激，这个原癌基因就会变得失控，细胞生长的秩序和速度也会随之失控，细胞的有序生长就会变成毫无节制的野蛮生长。然后演变成一个个癌细胞，这个过程就是癌基因的激活。不过，如果只是原癌基因被激活的话，情况还不至于完全失控，因为还有抑癌基因。它就像细胞癌变的一道防火墙，可以有效防止细胞的过度生长，终止细胞的癌变过程。可是如果在原癌基因被激活的同时抑癌基因也受到伤害的话，那么细胞的癌变就会以一种势不可当的形势发展。而我们在前面提到的那些致癌物质稠环芳烃、苯并芘、蒽、各种多环芳烃碳水化合物、各种芳香胺、哒、硝胺、各种非挥发性亚硝胺、甲基亚硝基哌嗪、亚硝基二甲胺、二甲基亚硝胺、硝基芘啶、氯乙烯、尿烷、联氨等，都有可能激活原癌基因。而那些诱发癌变的物质比如二萘嵌苯、儿茶酚则会破坏抑癌基因的活性，使它们失去防护功能。

当然，这是一个非常缓慢的过程，因为我们的人体拥有几万亿个细胞，这么庞大的数量就是发生癌变也不会是一朝一夕的事情。这个过程可能是几年甚至是几十年，而一旦被临床确诊的话，这个过程就已经完成了一大半，接下来进一步恶化的过程就会变得很快。这就是癌症和香烟关系密切的原因所在，也是香烟和那么多癌症都能扯上关系的原因。尤其是在肺癌、喉头癌、口腔癌、咽头癌、舌癌、口唇癌、食道癌的患者当中，抽烟者的比例占到了绝大多数。其中，肺癌患者当中抽烟者的比例占到了85%，而喉头癌因为患者当中有95.8%的抽烟者，所以喉头癌又被称为只有抽烟者才会得的癌症。

# 抽烟对心脏健康的三重狙击

要说抽烟跟很多癌症都有关系,人们还能容易接受一些。毕竟抽烟跟口腔、舌头、咽喉、气管、肺部这些器官都是相关的。但是如果说抽烟和心血管之间的关系,不少人就会觉得这有点匪夷所思了。凭自己的想象,我们想不到抽烟会跟心血管还能有什么关系。现在我们就来了解一下这当中的缘由。

在和抽烟关系密切的心血管疾病中,最典型的就是局部缺血性心脏病。我们先来看看什么是局部缺血性心脏病。局部缺血性心脏病,这种叫法听起来并不是那么好理解。不过这个局部缺血性心脏病并不是指某种具体的疾病，而是一类疾病。这类心脏病当中有两种是我们经常会听到的，那就是心肌梗死和冠心病。不过虽然这两种心脏病我们会时不时地听到，但是对于这种疾病的发病原理并不是很清楚，以至于它们跟抽烟之间的关系，了解得就更少了。说到它们的发病原理，那就得从向心脏输送营养的血管开始说起。我们心脏的形状就好像一个倒扣着的前后略扁的圆锥体，位于头顶部有两条几乎环绕心脏一周的动脉，它们的形状就像一顶王冠。也正是因为这个形状，所以这两条动脉就被称为冠状动脉。冠状动脉分为左冠状动脉和右冠状动脉，它们一起为我们的心脏提供营养。血液经由两条主冠状动脉进入心脏，并经由心脏肌肉表面上的一个血管网络把血液中的营养成分输送到心脏。

那么，为什么抽烟就会引起冠心病和心肌梗死这类疾病呢？香烟对于心脏危害最大的就是烟雾中的一氧化碳。一氧化碳在香烟烟雾中所占的比例是1%~5%，初看起来的话，这样的含量好像也并不是很大。但是需要注意的是，这个浓度其实跟汽车排放的尾气中的一氧化碳的浓度是差不多的。而且一氧化碳相对于氧气而言还有一个压倒性的优势，那就是它与血红蛋白的结合速度。血液供氧的原理就是让氧气跟血红蛋白相结合，然后通过血红蛋白把氧气源源不断地运送到身体的各个器官。但是一氧化碳与血红蛋白结合的速度是氧气的200倍，抽烟时吸入的烟雾中因为有这些一氧化碳，在它们跟血红蛋白结合之前，这当中的氧气几乎是没有任何机会的。这就等于说，在我们抽烟的时候，我们的血液运送到器官的不是氧气，而是一氧化碳。这样的后果就是每当我们抽烟的时候，我们的身体就不得不处于一种缺氧的状态。研究证明，如果一个人每天抽一包烟的话，那么他的血液中的含氧量只相当于刚刚爬上2000米山顶时的正常人的血液含氧量。

除了能让我们的身体处于缺氧状态的一氧化碳外，还有香烟烟雾中的活跃分子尼古丁。在对心血管的伤害方面，它算是一氧化碳的帮凶。它的任务是让我们的心跳变得比正常状态下更快一些，如果是在平时心跳稍微快一些倒也没什么大碍，但是它的作用是在心脏被一氧化碳导致缺氧的状态下跳得更快。同时，尼古丁还是导致我们心律不齐的元凶之一。

抽烟还会加速我们动脉硬化的产生。经常吸烟的人的血管壁容易脂肪堆积，而随着血管壁的脂肪堆积越来越多，血管壁就会越来越厚，而血管就会变得越来越细。而且血管壁还会慢慢变硬，失去弹性，直至变成动脉硬化。而动脉硬化会加剧血管内腔变窄，最终形成栓塞。一旦栓塞形成，那动脉血管负责向器官提供营养和氧气供应的任务就会被迫中断，而那些等待着营养和氧气供应的器官就只好"停工"了。就像冠状动脉和心脏一样，也正是由于这种原因，经常抽烟的人患冠心病和心肌梗死这些局部缺血性心脏病的概率要比别人高很多。冠心病爆发，我们的身体就会处于暂时性的血流不畅的状态，而心肌梗死的结果却是这个通道完全被切断了。

抽烟者对于这类疾病的风险比不抽烟的人高出多少呢？根据数据表明，抽烟者患局部缺血性心脏病的概率是不抽烟者的1.7~4.6倍，这个风险系数是跟每天的抽烟量相关的。如果抽烟者每天抽烟超过两包，患上局部缺血性心脏病的概率是不抽者的2~3倍。而在65岁以下的局部缺血性心脏病患者里面，男性患者因抽烟而患病的比例达到了45%，就是在女性的患者当中，因为抽烟而患病的比例也达到了40%。

# 脑中风其实是抽烟对血流的阻断

以前，当突然感觉身体发麻的时候很多人都不会太放在心上，觉得偶尔麻一下根本就没什么。但是现在如果出现手脚发麻或是突然说话不太清楚，眼前发黑的情况都会感觉非常紧张。因为稍微有些医学常识的人都知道，这些很有可能是脑中风的前兆。而重度的脑中风的死亡率非常高，而轻度脑中风的时间往往很短，很多时候只能维持几分钟，最长也不会超过二十四小时。如果在这段时间内不能尽快就医的话，病情就会迅速恶化，从而产生严重的后果。所以对于这种情况我们一定要慎之又慎，一旦出现这些先兆一定要马上就医，尤其是经常抽烟、喝酒的人，对这样的情况一定要引起足够的重视。因为经常抽烟的人患上脑中风的概率也比别人要高上两倍不止。下面我们就来说说，脑中风到底是怎么回事儿，它和抽烟又有着什么样的关系。

什么是脑中风呢？其实脑中风只是一个比较笼统的说法，并不是具体指哪一种疾病。它是脑部的血管出现了故障引起的。脑出血、脑梗塞、蛛网膜下腔出血等都属于脑中风的范畴。以前脑出血和脑梗塞发病者多数是老年人，被认为是老年病。但是现代患者的年轻化越来越严重，尤其是那些经常抽烟、喝酒的年轻人。

脑出血指的是非外伤性脑实质内血管破裂引起的出血，发病的原因跟脑血管的病变有很大关系，跟高血脂、高血压、血管的老化、吸烟等密切相关。脑梗塞是指由脑供血障碍引起脑组织缺血、缺氧而导致的部分脑功能发生坏死、软化形成梗死的脑血管疾病。而蛛网膜下腔出血则是由脑底部或脑表皮部位的血管破裂、血液进入蛛网膜下腔引起的一种临床综合征。不管它们是哪种发病都会被人们称为脑中风，这都跟抽烟有很密切的关系。因为香烟烟雾中的尼古丁会刺激肾上腺素和去甲肾上腺素的释放，而这两种激素的过量分泌会引起血管痉挛和收缩，从而出现血流阻力增大，导致血管壁受损，还特别容易出现动脉粥样硬化和血管狭窄。而烟雾中的一氧化碳也可以使动脉内反应过强性内皮细胞中的肌球蛋白收缩，增强血管壁的通透性，从而引发脂肪蛋白在血管壁上的沉积，并使之聚集在血小板周围，这也是动脉硬化的一个重要原因。这种情况很容易形成脑血栓，进而发生脑中风。

通过对抽烟者和不抽烟的人所作的对比，现代研究者得出的结论显示，相对于那些不抽烟的人，抽烟者脑中风的时间可以提前十年左右。如果从患病风险概率上来说，如果每天抽一包烟的话，抽烟者相对于不抽烟的人中风风险会高出3.3倍。如果每天抽烟量在一包以上的话，抽烟者的中风风险比不抽烟的人要高出5.6倍。从年龄段上来说，30岁到40岁抽烟者与非抽烟者之间的中风风险概率相差最大，这个年龄段的抽烟者比不抽烟者的中风概率高出5倍。而到了50岁到60岁的这个年龄段，这两个的风险差距反而就没那么大了。在50岁到60岁的这个年龄段抽烟者发生脑梗的风险要比那些不抽烟的人高出3倍。虽然差距有所缩小，但是对比依然很明显。根据以上对比数据，我们完全可以得出这样的一个结论：脑中风和抽烟之间有着密切的关系，抽烟的量越大、抽烟的时间越长，患病的概率也就越高。特别是在30岁到40岁的中年期，更是因为抽烟而引起的脑中风的高发期。

抽烟除可以极大地增加抽烟者患上脑中风的概率之外，对于抽烟者身边那些长期抽二手烟的人来说，他们患上脑中风的概率也会比正常人要高。在长期受到二手烟危害的人群中，受二手烟危害的男性要比不抽烟的人中风概率高1.3倍。而女性的二手烟受害者的比例还会更高一些，长期遭受二手烟危害的女性比不抽烟者脑中风的概率要高出2倍。而选择戒烟的话，这种风险就能在较短的时间内得以控制。戒烟1年之后，抽烟者患脑中风的风险就会降到原来的一半，5年之后这种风险就能降到跟正常人一样的水平。所以，为了避免患上脑中风，戒烟是很有必要的，尤其是赶在风险最大的中年期戒烟，效果会更加明显。对抽烟者自己有益，对身边遭受二手烟伤害的亲人也是一种保护。

# 因"过劳"而脱落的肺部纤毛

很多注重卫生的不抽烟者都会很介意跟抽烟的人待在一起。尤其是长期抽烟的人，这不仅仅是因为二手烟的危害，还因为很多长期抽烟的人都会不住地咳嗽，还时不时地咳出一口浓痰。这样的场景着实让人难以接受，更何况还有一些人，抽烟时间长了，呼吸声就像拉风箱一样，让所有听着的人都替他们难受。但是，那些抽烟的人，他们确实不是有意要这样的。因为咳嗽、痰多甚至于呼吸带声，其实是一种病，不是他们愿不愿意的事情。出现这种情况一般是因为他们患上了慢性阻塞性肺病，这种呼吸道的疾病包括慢性支气管炎和肺气肿。烟龄比较长的抽烟者不停咳嗽、痰多多是受到慢性支气管炎的影响。而呼吸困难出现吸气有声的情况，那是因为他们已经患上了肺气肿。这两种疾病一般都会出现在烟龄特别长或者是抽烟特别凶的人身上。因为他们都是慢性阻塞性肺病，是在长期抽烟之后才会出现的病症。

　　跟其他很多要经过一些检查再经过医生的诊断才能确诊的疾病不同，慢性支气管炎的诊断只要根据患者表现出来的症状就可以确认。而最典型的症状就是我们在前面提到的不停地咳嗽，并不时有痰咳出。当然，人在感冒或者患其他疾病的时候也有可能在短期内出现这些症状。但是如果一年当中有超过3个月的时间都是这种状态，并持续了两年以上，就可以确定为慢性支气管炎。而咳嗽如果是喘得特别厉害，并且长时间感到呼吸痛苦，甚至连离自己半尺之遥的火柴都难以吹灭，那就是肺气肿的症状了。如果出现了肺气肿的症状，那这时候患者就非常危险了，在这种状态下，哪怕是一场小小的感冒都会要了他的命。

　　现在我们来说说香烟是怎么一步步让我们患上慢性支气管炎和肺气肿的。要想知道香烟是怎么让我们跟慢性支气管炎扯上关系的，我们先得弄明白我们为什么会咳嗽。我们之所以会咳嗽，那是因为我们的身体需要清理那些进入呼吸道的异物和一些刺激性的物质。用来清理这些异物的是那些上面覆盖着黏液的肺部纤毛。这是我们呼吸道的一道防御屏障，这些肺部纤毛会不停地蠕动以此来抵挡外来的刺激，把这些不速之客挡住，以免这些物质长驱直入地进入我们的肺部。在正常的空气环境中，我们的这道防御屏障足以完成自己的使命，使我们的肺部免于伤害。但是如果长期置身于空气污染严重的环境，或者是因为抽烟让我们的这道防御屏障长期处于香烟烟雾的刺激中，它们的功能就会受到严重的伤害，对烟雾中的各种有害物质的伤害起到防御作用的肺部纤毛会纷纷脱落，清理异物的能力自然也会大打折扣。那么，我们咳出的痰又是怎么产生的呢？那是因为我们的支气管已经发生了慢性的炎症和水肿，我们的身体为了让这种伤害得到恢复就会分泌出黏液，然后就形成了痰。而支气管之所以会产生炎症正是因为烟雾中各种化学物质的刺激。如果只是轻微的炎症、水肿，只需要少量的黏液经过短暂的修复就能恢复正常。同样情况下，我们抽一支烟只需要二十分钟就能让这种防御功能恢复正常。但是如果是长期抽烟或者是抽烟量很大的话，这种黏液就得不停地分泌出来，从而在支气管中形成过多的痰液。而痰液过多就使得支气管变得越来越窄，自然也会阻碍氧气和血红蛋白的结合，这样一来，抽烟的症状就是不住地咳嗽和永远也咳不完的痰。这就是慢性支气管炎的发病原理和香烟之间的关系。

如果抽烟者在出现慢性支气管炎症状之后开始选择戒烟的话，经过一段时间的休息，呼吸道的自我清理功能就会逐渐恢复，而这种功能一旦得到恢复就会尽力清理之前积累下来的过多痰液。所以在刚戒烟的时候咳嗽和咳痰的情况反倒会比没戒烟之前更加严重。不过这个过程不会太久，因为没有了香烟的刺激，这些积累的痰液被清理出去之后，咳痰的情况也就消失了。

慢性支气管炎的形成是行为肺部纤毛受到了严重的伤害，而肺气肿的形成遭到破坏的则是肺泡。而肺泡是肺部组织进行氧气和二氧化碳交换的场所，这个场所遭受破坏就导致患者的肺部收缩困难，吸进肺部的空气无法顺利吐出。而毒害我们肺泡的就是香烟烟雾中的氰化氢、丙烯醛、甲醛、乙醛、苯酚、甲酚等有害物质。这些物质不仅损害肺泡造成肺气肿，在对支气管纤毛造成损害的过程中也有它们很大一部分"功劳"。需要引起我们绝对注意的是，跟肺部纤毛戒烟后还能恢复清理功能不同，肺泡的受损是不可逆的。肺泡一旦坏死将无法修复，这也就意味着肺气肿其实是无法得到根治的。虽然患上肺气肿后，人们会遭受难以承受的痛苦，因为他们的每一次呼吸都是煎熬。他们的身体也会变得极度虚弱，手足水肿、肝脏肿大，随便一次肺炎或者是流感都有可能夺取他们的生命。但是治疗的方法非常有限，而即使是这些有限的治疗方法也只能起到一定的缓解作用。不管是药物治疗，还是采用手术切除已经丧失肺部功能的气肿部位，都无法从根本上治愈肺气肿。而且切除部分气肿部位的肺部这样的手术在所有的外科手术中，致死率都是非常高的。而这还要看气肿的部位在哪里，因为不是所有的肺部都是可以切除的，哪怕是发生了气肿的情况。而如果不做手术，那能做的只能是尽力缓解，而不可能治愈，而这种缓解在很多时候也都是非常有限的。

　　所以，对于抽烟者能做的就是趁着肺泡还没有遭受严重破坏，也就是肺气肿还没找上自己之前，开始戒烟。越早戒烟，患上肺气肿的概率越低，而一旦已经表现出了肺气肿的症状，就一切都来不及了。就算是当即戒烟成功，那已经患上的肺气肿所带来的种种痛苦和折磨都只能是稍微缓解而无法驱离。

## 对美丽和健壮的狙击毫不留情

我们在提到抽烟者第一次接触香烟的理由时说过，有些人觉得抽烟能够使自己看起来更加有魅力，甚至会觉得抽烟能够使女人变得美丽。然而事实却是，抽烟不仅无法给我们的容貌加分，还会让抽烟者给人一种病恹恹的感觉。这样的形象在别人眼里是非常糟糕的，为什么会这样，到底是什么糟蹋了我们的容貌和健壮的身体？现在我们就来详细地说一说。

抽烟能不能给我们的颜值加分？答案肯定是否定的。我们先来了解一下香烟中到底有什么东西在侵蚀我们的容颜。在这些影响我们颜值的有害物质中，首要的还是香烟毒物的大户——尼古丁。它的存在会让抽烟者，尤其是女性抽烟者的脸上添上很多的斑点、皱纹，还能让皮肤变得松弛。想象一下就不难明白，如果这些东西统统出现在一张脸上，哪怕是一张原本颜值很高的女人的脸，也会因为这些特征的加入变得很不养眼。尼古丁是怎么做到这么"恶毒"的呢？因为其还有一个特殊的本领，那就是它会抑制我们身体对于维生素 C 的吸收。每天一支烟，就会把我们这一整天所需要的维生素 C 抵消一半，如果每天两支烟结果就可想而知了，更何况很多抽烟者又何止是一天抽一两支那么简单的呢？而维生素严重缺失的后果就是斑点、皱纹和皮肤松弛。美国做过一项调查，结果显示在40岁到49岁的女性当中，常年抽烟的女人和不抽烟的女人在容貌上会相差20岁，当然是经常抽烟的女人看上去更老。而看上去更加显老的原因除了斑点、皱纹和皮肤松弛外，还有肤色。经常抽烟的人肌肤会显得没有光泽，并缺乏弹性和活力。健康的人的皮肤应该是粉红色的，而经常抽烟的人的肌肤则呈现病态的蜡黄色。而经常抽烟的女性就连唇色也会比其他人更加暗沉。看看香烟对我们的容貌所犯下的种种"罪恶"，把香烟称为颜值杀手恐怕也不为过。

谁都知道笑容是能够给一个人的容貌加分的，就算一个人长得不那么好看，如果他脸上经常挂着微笑，那这个人最起码看起来不会有多么讨厌。可是这个笑容要想看起来比较养眼，一口好牙是绝对不能少的。而想要拥有一口好牙，那就不能做一个烟民。提到香烟和牙齿的关系，很多人都能想到一个词叫作"烟屎牙"。不用做过多的解释，光听这个词就知道这口牙看起来有多糟心了，而这样的一口牙再怎么努力恐怕也挤不出一个灿烂的笑容的。而香烟对于牙齿的危害还不止在美丽的容貌上，还会带来各种的牙齿疾病，比如说牙周病。数据表明，抽烟者患上牙周病的概率是不抽烟者的2~9倍，这是抽烟者的口腔总是处于缺氧状态和口腔不洁造成的。

　　让我们的脸色不好，让我们的牙齿不好，香烟对我们颜值的负面影响简直是罄竹难书。但这还不是全部，它还会破坏我们的消化系统，让我们变得不再健康。而消化性的溃疡就是香烟对我们的消化系统进行破坏的结果，因为香烟中的有害成分能够引起血管收缩，从而造成胃黏膜血流的不畅。我们的胃黏膜上覆盖着一层黏液，对胃黏膜能够起到保护作用，而抽烟却会造成这种黏液分泌量的减少，不仅如此，它还会改变黏液的性状，停止制造能够保护胃黏膜的因子。而胃黏膜一旦失去了这种保护，在胃酸的强烈腐蚀下就很容易造成溃疡。而抽烟还会造成抽烟者的消化道蠕动异常，一旦消化道的蠕动发生异常，就有可能造成胆汁倒流入胃，这样也会导致溃疡。

抽烟还会降低我们的抗摔打能力，让我们变得很脆弱，使很多抽烟者因为长期抽烟而患上了骨质疏松症。当然，并不是说只有抽烟者才会患上骨质疏松症，但是相对于那些不抽烟的人，抽烟者患上骨质疏松症的概率要高很多。有报告显示，在日本的女性烟民中她们发生骨折的比例比不抽烟的女性要高出2~3倍；而那些每天抽烟超过15支的女性抽烟者，这个比例则会高出4倍，而且她们骨骼的含钙量也明显比同龄不抽烟的女性要低很多。

我们再来说一下抽烟对于男人魅力的影响，抽烟对于女性魅力的影响更多地表现在容貌和牙齿上。而对于男人的影响则表现在前列腺疾病和勃起功能障碍上。我们都知道性功能对于一个男人来说意味着什么，魅力、自信都跟它有着很大的关系。但是如果一个男人患上了前列腺疾病和勃起功能障碍，他的生活将会变得暗无天日。香烟为什么能够对男人造成这么大的伤害？这是因为男性正常勃起所需要的因素几乎全都在香烟影响的范围之内。勃起在激素、神经、血流的正常作用下受到精神刺激之后才会产生，而这当中所有因素统统都会受到香烟的影响。香烟能够极大地影响血流的速度，它除了能引起脑部和心脏的供血不足之外，还会造成阴茎的供血不足。一旦供血不足，海绵体将无法充分充血，自然也就无法正常勃起。另外，香烟还会影响到男性精子中的遗传基因，从而造成男性不孕症。

让我们来盘点一下香烟对我们的魅力带来的影响，它能使女人变得不再美丽，它能使男人变得不再健壮，它影响我们的消化系统，让我们过早衰老，它让我们的骨骼变得不再结实。如果我们的魅力存在死敌的话，那么抽烟一定会被排在第一位。因为香烟对我们魅力的影响是全方位的，几乎没有留下任何死角。如果想要保住自己的魅力，或者是想给自己的魅力加分，那戒烟就是一件不得不做的事情。当然，如果能够一开始就远离香烟的话，那是再好不过的了。

第**5**章

# 戒烟之前你应该了解的真相

## 戒烟，给自己一个真正的理由

　　不管是做什么事情，我们都需要一个理由，这不只是一个做事的缘由，更是做这件事的动力。有的时候是碍于情面不得不做，有的时候是大家都在做感觉也应该这样做，有的时候是迫于某种压力去做，还有些时候是自己发自内心地想做，不把事情做好就吃不好，睡不着。当然，不同的做事理由带给我们的动力也是不一样的。如果只是碍于情面答应去做一件事的话，十有八九也就是说说而已，可能还没有开始就已经结束了。如果只是为了跟随潮流，那也不过是摆个样子，刚开个头可能也就扔下了。如果是迫于某种压力而去做的话，他会在这种强势压力之下按部就班地按要求去做，从来不会去考虑怎么才能把事情做得更好，而且一旦这种压力不在的话，事情马上就会停止。只有发自内心想要做某件事，做不成就吃不下、睡不着的情况下，做事的人才能处于一种自动自发的状态，他会想尽一切办法把事情做成，遇到困难也会自己想办法解决。完全就是有条件要上，没有条件创造条件也要上的状态，根本就用不着别人的监督。也只有这样的理由才能让人在做事情的过程中表现出惊人的毅力和过人的才智，才会能人所不能，让很多看起来困难重重，不太可能成功的事情变成事实。毫不夸张地说，很多事情的成败在很大程度上取决于做这件事的理由。越是困难的事情，就越是需要那种发自内心想要去做的理由。那种无关紧要的理由所带来的那点动力根本就不足以对抗这个过程中的重重困难。

　　而对于抽烟者来说，戒烟绝对需要一个能激发自己自动自发状态的理由。因为谁都不能说戒烟是一件非常简单的事情，随随便便就能做到。抛开那些低得吓人的戒烟成功的比例数据不谈，就光是现实中见到的那些戒烟失败的例子，就足以让人感到它的困难了。不管是抽烟者还是想要劝别人戒烟的人，谁还没见过几个戒烟失败的抽烟者呢。但他们带给我们的影响还不只是戒烟失败这件事本身，而在于这些戒烟失败的抽烟者在失败之后对我们所讲述的种种难处。当一个失败的戒烟者对你讲述这件事的时候，总是会夸大他的难度，即使是他也想尽可能地给出一个客观的表述。这是由人的归因心理决定的，他在夸大渲染这件事的难度的时候，可能连他自己都没有意识到。因为当我们做成一件事的时候，潜意识里我们会觉得主要是因为自己的能力和努力，可是当一件事失败了以后，很多人就会觉得主要是因为这件事太难了。这其实都是归因心理在影响着我们，就像那句经典的台词"不是我们无能，而是敌人太狡猾"一样，戒烟失败了，我们也会下意识地把责任更多地推给烟瘾本身。而这种心理状态下的表述对于想要戒烟的人来说，无疑就成了一种带有恐吓意味的误导。所以，不管是在客观上，还是在我们的认知上，戒烟不是一件容易的事儿。要想把这件事情做好，需要的不只是敢于迎难而上的勇气，还要有熬得住的耐性。如果不是自己下定决心要去做的话，这个过程怕是很难熬得过去的。

戒烟的理由有很多：单位不允许抽烟，抽烟罚款；同事对烟味非常敏感，他很讨厌别人身上的烟味；就要准备升级做家长了，备孕有必要远离烟酒；身边戒烟的朋友越来越多，我好像也应该戒了；忍受不了她的唠叨了，干脆戒烟堵住她的嘴；拜香烟所赐，身体已经大不如从前了，再不戒烟恐怕会有危险，等等，这些统统都可以成为一个人戒烟的理由，但是不同的理由带来的动力肯定是不一样的。这个理由没有一定的标准，关键就是看自己是不是真的在乎，真的愿意。就比如说，你的同事不喜欢烟味，能不能成为让你自动自发去戒烟的动力呢？关键就是这个同事的态度你是不是真的在意，如果坐在你旁边的是一位你心仪已久，发誓一定要追到手的姑娘，她就是你的全世界，这种情况下，你的这个理由完全可以给你带来无穷动力。这就是个能激发你潜能的理由，就是个真正的理由。但是如果是一个你也不怎么能看上眼的人坐在你旁边，那么这个理由的动力就小了很多，因为你不是那么在乎。

　　很多戒烟成功的人，都是在关键时期戒烟的。所谓的关键时期有以下几个：热恋的时候，恋人特别讨厌抽烟，而自己又爱她不能自拔；备孕的时候，为了未来宝宝的健康，自己甘心付出一切；家人的健康状况出现问题的时候，对于家人的爱让他觉得必须把烟戒掉；自己的身体出现状况的时候，惜命的人总是能够很快就戒烟成功。为什么这些时期戒烟成功的概率会更高一些，因为他们都是我们最在乎的，都能成为真正的理由。

　　戒烟不容易，我们需要一个真正的理由来提供源源不断的动力。真正的理由没有固定的标准，关键看你是不是真的在乎。就像那个恋人之间的问答一样：

"你爱不爱我？"

"你是我的女朋友，我不爱你，我爱谁呢？"

"都跟你结婚了，我还能不爱你吗？"

　　这听起来都是不错的回答，但是细思之下，就会觉得这话真的靠不住。因为这两个答案的重点都是"我应该爱你"，而不是"我爱你"。因为你是我的女朋友，因为你是我的伴侣，所以我应该爱你。而应该做的事情却未必是真正想要做的和非做不可的事情，所以在戒烟的时候，我们需要的是真正发自内心非做不可的理由，而不是这种不太靠谱的应该去做的理由。这种看起来并没错的应该去做，并不是我们想要的理由。而到底是应该，还是非做不可，除了抽烟者本人，别人都无权发言。为了自己戒烟能够成功，就得找到自己真正的理由，这事儿就跟戒烟一样，都只能靠自己。

## 战略上要轻视和战术上要重视

戒烟不容易，谁都知道，但是在全民禁烟的时代，戒烟这件事又势在必行。这话说起来很是有些纠结，不好做却又必须做，说起来好像真的很难。不过，我们完全可以反过来思考，既然是势在必行，那这件事是难还是简单，好像已经没那么重要了。所幸的是，戒烟虽然并不是随随便便就能做到的事情，但是只要方法得当，成功的人也不在少数。那我们在开始这件并不容易的事情之前，在思想上又该做什么样的准备呢？借用那句经过无数次实践验证过的名言——"在战略上轻视，在战术上重视。"

　　什么才是战略上的轻视和战术上的重视呢？就是对于戒烟这件事，首先要做的就是树立自信，坚信自己能够通过努力戒烟成功。也就是说，在做这件事之前你得相信这事儿能成，而且必须能成。如果没有这份信心，一旦遇上些许困难就有可能"知难而退"了。所以，所谓的信心不是简单地说一句"我能行"，这是远远不够的。就算是你每天都大喊几遍也无济于事，这种鸡汤式的激励能起到的作用相当有限。我们必须从内心真正地相信自己能把戒烟这事儿做成功，是发自内心的自信而不是虚张声势的口号。

　　当然这种战略上的轻视也并不是让我们无视戒烟的难度而一味盲目自信。事实上，不管做任何事情，这种盲目自信的态度都是非常危险的。因为但凡持有这种态度的人，多半都是凭自己的一腔豪情和凭空的想象去做事情。之所以他们会凭自己的想象去做事情，就是因为他们对将要做的事情知之甚少，甚至毫不知情。所有的应对措施完全根据自己的主观臆断来判断，与真实的情况相去甚远。凭着这样的态度做事得到的结果并不比毫无信心好多少，甚至比信心不足更可怕。因为这种盲目的自信一旦发现事实跟自己的想象严重不符，当即就会陷入抓狂的状态。自己的心理状态会从一个极端迅速进入另一个极端，从极端的自信变成一蹶不振。经历过一次失败之后就连重整信心再来一次的勇气都丧失掉了。

很多跟别人说戒烟很难的戒烟失败者都是在这种心态下失败的，这些多半是在生活中比较自律的人，他们对自己的满意度也会比较高。生活中的一些成就让他对一切充满了掌控感，觉得戒烟难也不过是那些人不够自律而已，像自己这么自律的人，如果想要戒烟那一定是没有任何悬念的。至于戒烟为什么难，他觉得根本就不用去了解，像自己这样的人只要决定就能成功。可是拥有这种自信的人一旦开始跟烟瘾正面对抗，落败之时就再也没有从头再来的勇气了。我们来看看这句话：

> "在那三星期中，我如何昏迷，如何懦弱，明知于自己的身心有益的一个小小香烟，就没有胆量取来享用，说来真是一段丑史。"

他把这一段戒烟的历史称为一段丑史，是不是觉得很诡异？还有比这更加让人感到诡异的呢，我们接着看：

> "凡吸烟的人，大都曾在一时糊涂，发过宏愿，立志戒烟，在相当时期内与此烟魔决一雌雄，到了十天半个月之后，才醒悟过来。我有一次也走入歧途，忽然高兴地戒烟

起来，经过三星期之久，才受到良心责备，悔悟前非。我
赌咒着，再不颓唐，再不失检，要老老实实做吸烟的信徒，
一直到老耄为止。到那时期，也许会听青年会俭德会三姑
六婆的妖言，把它戒绝，因为一人到此时候，总是神经薄弱，
身不由己，难代负责。但是意志一日存在，是非一日明白
时，决不会再受诱惑。因为经过此次的教训，我已十分明
白，无端戒烟断绝我们灵魂的清福，这是一件亏负自己而
无益于人的不道德行为。英国生物化学名家夏尔登 Haldane
教授说，吸烟为人类有史以来最有影响于人类生活的四大
发明之一。其余三大发明之中，记得有一件是接猴腺青春
不老之新术。此是题外不提。"

　　是不是觉得已经不只是诧异，而是感觉有些荒唐了呢？怎么
一次戒烟失败就说是误入歧途，从此竟然要悟悔前非，赌咒发誓再
也不想戒烟的事情了。写下这些文字的其实是中国现代著名的作
家、学者、翻译家、语言学家、新道家代表人物林语堂先生。上面
的这段文字来自他的《我的戒烟》一文。而他在文中表现出来的对
于戒烟的态度并不是调侃和反讽，而是他在戒烟失败以后心态的真
实写照。他在戒烟之初的信心是非常大的，他在文中也曾提及"发

过宏愿、立志戒烟"，他不光是发过宏愿，还把这件事告诉了他的很多亲朋好友，好让他们做个见证。由此可见，当时他的信心有多足，可是戒烟失败之后这次的"发宏愿、立志戒烟"就成了一时糊涂。而一时糊涂的说法也正说明，他的这种信心不过是一时心血来潮，没有经过认真的思考，不过是一种盲目的自信。

没有信心不行，盲目的自信也不行，那么怎么才能行呢？我们到底需要一种什么样的信心？怎么做才算是真正做到了战略上的轻视呢？林语堂老先生在戒烟上的这种自信不可取，那又何以见得我们就会比老先生更加高明呢？这个答案就是，战略上的轻视来自战术上的重视。并不是说我们要比林语堂先生高明，而是因为我们生活的时代变了，我们能够看到他那个时代看不透的很多东西。林语堂先生戒烟的那个时代，戒烟是一种时尚，而且很少有人觉得抽烟对身体有多大的危害。甚至林语堂自己也把抽烟看成是一件对身心有益的事情。这是来自时代的限制，并不是说谁更高明。

但是，我们现在想要戒烟的人是非常幸运的。这是一个全民禁烟的时代，把抽烟当成一种时尚的人正变得越来越少。而且借助了现在科学和医学研究的成果，我们看到了上瘾症是怎么回事，了解了"瘾品"是怎么让我们上瘾的。对于香烟给我们身心带来的危害，我们有了较为深入清晰的认识。甚至对于抽烟的心理需求和戒烟时的心态都做了分析，其目的就是让我们对香烟、烟瘾和戒烟甚至是自己的心理状态有一个全面细致的了解，知己知彼。如果一个抽烟者足够用心的话，在这番知己知彼的了解之后，必然能够明白戒烟虽不容易，但并不是不可为。只要我们足够重视每一个细节，然后采取应对措施，虽然这个过程可能并不怎么愉悦，但是最终戒烟成功绝对是可以做到的。这就是建立在战术重视的基础上和战略上的轻视。

这种信心来自我们对于香烟、烟瘾的了解，这些都是建立在科学研究之上的，是在掌握实情之后的有的放矢的自信。虽然我们相信戒烟成功的结果，但是我们并不否认摆脱烟瘾的困难，不但不会否认，我们还会非常重视它的存在，并做出积极的应对。这才是我们戒烟开始时应该有的心态，我们并不会被它的艰难吓倒，同时也不会抱有一蹴而就的幻想。

## 知己知彼，了解一下戒断反应

　　所有的戒烟者和劝他们戒烟的人心里都有一个美好的愿望，尤其是那些因身体的原因开始戒烟的人。他们都会想着，一朝香烟离手，生活就会变得更加美好。戒烟以后生活和身体都会变得很好，这个结果是肯定的，这也是我们再辛苦也要戒烟的原因所在。但是如果这时候想的是一朝香烟离手，一切都会马上好转的话，恐怕他们在戒烟的前期就会被现实弄得不知所措，所以说这种想法只是一个美好的愿望。很多抽烟多年的人也是因为身体原因决定戒烟的，本来以为戒烟之后身体状况能够好转。可是事实正好相反，他们在开始戒烟之后很快就会发现，原来的一些症状非但没有得到缓解，相反，却变得越来越严重了。最明显的就是戒烟以后咳嗽得更厉害了，痰也比之前抽烟的时候要多。而且身体其他方面的反应也大多类似，都是比之前抽的时候更严重。这就让很多人产生一种错觉，莫非自己戒烟的决定是错误的，自己的身体真的是离开香烟就不行了吗？于是，很多人带着这样的疑惑终止了自己的戒烟之旅，甚至还会有一些人对戒烟行动"粉转黑"。从原来的戒烟者变成坚定的香烟捍卫者，甚至产生一种戒烟等于找死的说法。我们在前面提到的林语堂先生在戒烟上的态度转变就是这个原因。不论是对于个人戒烟还是对于整个社会的戒烟行动来说，都是一件非常遗憾的事情。这种遗憾不只是因为戒烟的失败，更是因为失败竟然是源自一种误会。

因为戒烟之后身体状态反而变得更坏而停止戒烟，甚至是反对戒烟，之所以说是一种误解，那是因为所有做出以上举动的戒烟者都没弄明白一个事实。其实这种表象上的更坏，正是一切正在变好的兆头。身体的状态明明在慢慢变好，却给人一种越来越坏的感觉，这都是因为身体的戒断反应在发挥作用。

戒断反应，原本是指药物成瘾后停止使用药物或者是当药物的剂量减少以后所引起的身体和精神上的一系列不适反应。烟瘾的戒断反应又被称为尼古丁脱瘾症，也就是说，当尼古丁成瘾的抽烟者，因为戒烟而导致身体里的尼古丁减少或者缺失时所引起的各种不适应症状。尼古丁在血液中超过两个小时以后浓度就会降到原来的一半，但残留会在两天以后慢慢被身体的代谢清理干净。如果戒烟者超过两天时间没有抽烟的话，这些因为尼古丁缺失导致的不适症状就会表现出来。戒断反应出现的时间会因为每个人烟瘾的程度不同而不同，比较严重的、抽烟比较勤的抽烟者戒断反应出现的时间就会早一些，可能刚过去几个小时就感觉不舒服了。而另一些烟瘾并不怎么严重的人，则有可能在两天之后才会出现戒断反应。一般来说，戒断反应最强烈的时期是戒烟开始后的3~5天，第五天开始之后就会慢慢地变得没那么强烈了。而这段时间对于戒烟者来说是最难熬的，一定要有足够的心理准备。那么戒断反应究竟会给我们带来什么样的不适感呢？具体来说，每个人的感觉都会不尽相同，不过下面的情况都是在戒断反应的范围之内，如果在戒烟初期出现这当中的一些症状，不用太过担心，这很有可能就是戒断反应的作用。

在精神和情绪上戒断反应会带给我们这样的不适感：

白天昏昏欲睡，工作无精打采，到了晚上反而心烦意乱无法入睡。心情抑郁、易暴易怒，注意力根本无法集中。
空虚感和疲劳感都会非常严重。

身体上因为戒断反应而引起的不适感：

头痛、腰痛、肩膀酸痛，耳鸣便秘，口水过多总也咽不
完、出虚汗、手脚发麻、不停地想喝水、浑身燥热、有恶
心和呕吐感，饥饿感明显、心悸，头脑发呆、起身时眩晕
感严重、心跳次数减少、头晕眼花、浑身颤抖、视力下降、
看东西模糊、咳嗽变重、咳痰增多、胸口憋闷、腹痛。

需要特别说明的是，上面提到的这些戒断反应只是理论上有
可能引起的不适感，而不可能同时出现在一个人身上。不同的人戒
断反应是不一样的，但一般都只是感到其中几种不适。而且不同的
人这种不适感的程度也是不一样的，有的人感觉比较强烈，觉得这
就像是一种煎熬，而有的人感觉就比较轻微，虽然也会觉得难受，
但是稍微忍耐一下也就过去了。甚至还会有一些人在戒烟时根本就
感觉不到戒断反应。所以，在看到这些可能会引起的不适感的时候，
完全没有必要产生畏惧之心。换一个角度来说，我们了解戒断反应

可能会引起的种种不适感，只是为了在出现这些跟我们预想的不一样的情况的时候不会惊慌失措，也不会因此对戒烟产生抵触感。只不过是一种"丑话说在前面"的做法，目的不过是防患于未然，让我们不至于对戒烟的感受抱有幻想，以免在现实和预期过大的落差面前动摇。同时需要说明的是，戒断反应指的是，我们的身体对于尼古丁的依赖反应。度过了这十天左右的反应强烈期只是初步摆脱了身体依赖，而心理和习惯的依赖还有待于我们在努力中一一戒断。

## 选一个好的时机，才能开一个好头

很多准备想要戒烟的人会考虑一个问题：我在什么时候开始戒烟会更好一些呢？他们能想到这个问题一点都不奇怪，我们在做其他很多事情的时候，也都会考虑一下时机问题。同时无数实践也在告诉我们，哪怕是同样的人拥有同样的条件去做一件事情，在不同的时机下开始，结果也会迥然不同。对我们来说几乎已经是约定俗成的事情了，甚至还有人专门写书来讨论时机的重要性和选择合适时机的技巧。那么，关于戒烟呢？在戒烟这件事上，选择不同的时机对戒烟的结果也会有这么大的影响吗？答案是肯定的。

一个人戒烟到底能不能成功，时机不是决定性的因素，但是在很多时候选择一个好的时机确实能够让我们开一个好头。而鉴于我们在戒烟初期需要面临的戒断反应对戒烟者的考验，所以如果能借此开一个好头的话，这当中的重要性也就不言而喻了。

我们来说说时机为什么那么重要。时机的选择之所以会对事情的结果有那么大的影响，还是因为时机本身就意味着很多条件的成熟和适宜情况。只不过这些条件的成熟并不如那些硬性的条件那么显而易见，所以大多数时候我们看到的开始时间不同而已。就拿开会这件事来说，丹尼尔·平克在他的代表作《见机：完美时机的科学秘密》当中就谈到过开会的例子。丹尼尔·平克在书中提到过2013年纽约大学的针对26000个财报会议中的用词语言分析的研究，这项研究的结果表明：上午开的电话会议用词更加正面，情绪也很好，而下午开会用词相对来说就会比较负面，情绪也是一样的。然后研究者据此得出一条建设性的结果：同样内容的会议放在上午开效果会比放在下午开好很多。这并不是一两个个例，而是他们对26000份财报会议进行研究分析的结果。那也就意味着，在同样的条件下时机的选择确实对结果有着相当大的影响。

在这份研究当中还有一份数据显示：

　　如果把财报会议从每天上午的八点改到下午三点的话，就相当于是把股票年收益降低1.5%，这种损失其实是非常大的，差别就是开会的时机不一样。因为在上午和下午的时机差别背后隐藏着的是另外一个条件，这个条件的差别决定了不同时机对事情解决的影响。这个隐藏的条件就是我们一天当中情绪的变化情况。研究表明，我们的情绪总是在每天的上午达到高峰，然后慢慢开始回落，到下午的时候开始经历低潮，最后在晚上又会出现反弹。所以，如果我们需要开会或者是需要跟某个人进行一场谈话的话，那就尽量把它安排在上午来进行，因为这时候我们的情绪最为饱满，最容易给对方留下好的印象。这对事情的结果无疑有着很重要的正面影响，上午对于开会来说就是一个好时机。

　　那么，戒烟是不是也存在这么一个好时机呢？如果真的有，我们又该怎么找到它呢？要知道这个答案，我们不妨先来看看对于戒烟来说哪些是显而易见的硬性条件，哪些是不易被察觉的隐藏的条件。这些隐藏的条件很有可能就跟我们想要的时机有关，如果这样的时机是自然存在的，那我们就选择在那时候开始。如果目前并没有这么好的时机，我们也可以引导那些隐藏的条件，找出一个好的时机来为我们所用。

什么是显而易见的硬性条件？对于烟瘾的必要了解，有利于我们更好地制定对策；对于香烟危害的了解，有助于我们坚定戒烟的信心；对于我们抽烟和戒烟时的心理状态的了解，有利于我们看清事情的本质，并及时调整自己的心理状态。这些都是显而易见的硬性条件。具备以上条件，就等于是我们已经具备了足够的动力、信心和一定的方法。戒烟行动就可以开始了，但这并不是说现在就是最好的时机。是不是好时机，还得从隐藏的条件入手。

什么是不容易被发现的隐藏的条件？戒烟开始时，抽烟者的精神状态会影响到他们对香烟的心理需求，他的工作状态会影响到他对香烟的身体需求，戒烟者的社交状态，同样会影响到他戒烟成功与否。这些条件都是我们在考虑戒烟的时候容易忽视的，是不易被察觉的隐藏的条件。所谓的时机就跟这些条件密切相关，我们来描绘一下戒烟好时机应该是什么样的：工作相对轻松，不需要日夜加班赶进度，暂时没有避不开的应酬局，精神状态相对较好，没有让自己头疼不已的事情发生。如果这些全都满足，就是一个好的时机，反之如果这些条件全都不存在，那就不是一个好时机。可以想象一下，如果一方面需要通宵熬夜加班，回到家还有一堆让人头疼不已的事情等着处理，还有各种应酬需要参加。选择在这种情况下开始戒烟，毫无疑问会增加不少难度，这样的状态遇上较强的戒断反应的话，困难就可想而知了。

所以，如果条件允许就选择一个好的时机给自己的戒烟之旅开一个好头。如果刚好有这样的好时机那就马上开始，如果目前还没有这样的时机，那就想办法创造一个，然后马上开始。比如趁着休年假，带着孩子和爱人来一场旅游。没有了工作上的烦恼，在爱人和孩子的陪伴下，又有眼前的美景，戒断反应就算不得什么了。

## 吃好喝好才有力气戒烟

很多想要减肥又抗不住美食诱惑的人，都会把这样一句话挂在嘴边："不先吃饱了，哪里有力气减肥呀？"不过大家说这句话的时候多是在拿那些减肥没有什么意志力的人打趣。但是在戒烟的时候，这句话希望所有的戒烟者及其家人都能好好地记在心里。想要顺顺利利地把烟瘾给戒掉，想要让戒烟的过程不再那么辛苦，就很有必要在这段时间内乖乖地好好吃饭，只有吃好了身体好，才能好好地戒烟。

其实这一点我们在前面也提到了，我们在说戒烟的时机时说过，戒烟者的身体状况对戒烟的时机有着很大的影响。但是，如果有现成的好时机等待我们利用的话，就要抓住有利时机。如果现在条件不是很成熟的话，那就要因势利导创造好的时机来为我所用。这当中自然就包括戒烟者的身体状态，不光是在戒烟之前做好准备，更重要的是，在戒烟开始之后尤其是在头几天的戒断反应期内。戒烟者的身体和精神都将遭受一定程度的考验，而合理的饮食则能够在一定程度上缓解戒烟者的不适感。不仅能提高戒烟成功的概率，而且戒烟过程的辛苦也会大大减少。

我们来说说在整个戒烟期间戒烟者需要注意的饮食管理原则：

首先，戒烟者戒烟期间在饮食上最需要注意的就是减少肉类的摄入量。其实这个原则很多戒烟者包括他们的家人都不是很理解。他们觉得既然戒烟那么辛苦，尤其是在前期的戒断反应期内，就应该让戒烟者吃好喝好才对呀。那所谓的吃好喝好当然就是想吃什么就吃什么，吃得饱饱的，心情好了就不再会想抽烟的事情了。他们是出于对戒烟者的关心和爱护，能够想到这一点，其实对戒烟来说是一件好事，有了家人的这份关心，戒烟就会变得容易很多。但是在吃肉方面，这种观点真的是一个误区。不建议刚戒烟的你就大量吃肉，这是因为肉类中所含有的嘌呤物质会刺激人对于香烟的渴望。而蛋白质经过分解以后就会导致血氨的增加，而血液中的氨含量过高，同样会刺激人的神经系统，这样也是会激起戒烟者对香烟的渴求。

其次，饮食戒辛辣。除了要求尽量少吃肉之外，饮食的口味也要尽量保持清淡。那些能够导致味蕾爆炸的辛辣调味料要尽可能地少用，包括一些过腻的甜食也不建议过多食用。因为既然不能多吃肉，很多戒烟者都会想办法在口味上满足一下自己。用一下超燃、辣爆的或者是甜到掉牙的美食来满足自己的欲望，这就又进入一个误区。因为这样过于刺激的口感同样能够激起戒烟者抽烟的欲望。

最后，尽量少喝咖啡。我们知道，酒精、咖啡因和尼古丁是对我们的生活影响最大的三种非药品类"瘾品"。而如果在戒烟初期喝酒的话，更有可能增加戒烟失败的可能性。所以，在戒烟期还是少喝咖啡和含酒精的饮品为好。

那么，在戒烟期间，戒烟者应该多吃一些什么样的食物才好呢？应该尽可能地多吃一些碱性食物。戒烟研究表明，我们体液的酸碱程度和烟瘾之间存在一定的关系。体液偏酸性的人尼古丁的排泄速度会更快一些，从而导致他们对香烟的渴求也会更加强烈。多吃一些偏碱性的食物能够在一定程度上降低人抽烟的欲望，这对于戒烟者来说无疑是一件好事。而各种蔬菜和水果基本上都属于碱性食物，它们都含有大量有机酸和微量元素。在我们体内形成的代谢物都是呈碱性的，戒烟者在戒烟初期多吃瓜果蔬菜无疑是一种很好的选择。而在饮品方面，比较好的选择是白开水、果汁和蔬菜汁。这不仅是戒烟者在戒烟初期最好的饮品，也应该是我们生活中的优先选择。在戒烟初期的戒烟者，平时要喝白开水，而且还要大量地喝。如果有什么聚会活动的话，不妨用果汁和蔬菜汁来代替含酒精和含咖啡因的饮品。

## 克服补偿，别妄想把以后的烟都抽完

当我们想要说服他人要珍惜眼前的时光的时候，我们经常会说：如果明天就是世界末日，你还会像现在这样混吃等死吗？如果你的生命只剩下了三天，你还会像现在这样不知道珍惜吗？这种醍醐灌顶般的说辞，总是能够让人内心震惊不已。但是这种倒计时的方法还会起到另外一种作用，那就是会激发他们疯狂的补偿心理。什么是疯狂补偿的心理？比如有些人得知自己将要离开这个世界的时候，就会趁着自己剩下的这点时光，毫无节制地做自己喜欢做的事情。怕的就是在临走的时候留下遗憾，喜欢吃的就会疯狂享受天下美食，喜欢玩的就会不计成本游遍世间美景。

这还是一种终点式的倒计时，一旦倒计时结束就什么都不存在了。这时候的补偿心理还不至于疯狂，只是尽力不留遗憾而已。还有一种比这个更能激发人的补偿心理倒计时，那就是禁令式的倒计时。典型的特征就是从今以后，你就不能……比如，对喜欢玩手机的人说明天开始所有的手机都将上缴，再也不允许用手机了，你猜，他们会不会冒着猝死的危险也要一直玩到禁令生效为止？比如，从下个月开始将禁止吃肉，那些喜欢吃肉的在这个月里会不会疯狂吃肉？特别是最后一顿他们是选择吃饱就好呢，还是会不计后果地把自己吃撑，以此来留住最后的念想？这种要把余生所有的肉都吃完的心理，就是典型的疯狂补偿心理，以后就再也吃不到了。

很不幸，很多抽烟者从考虑要不要戒烟的时候开始，就会下意识地抽得越来越多，就是因为这种补偿心理在起作用。因为在他开始考虑戒烟的时候就会意识到，在接下来的某个时刻开始，他就得远离香烟了，但是抽烟确实是现在的他非常喜欢做的事。他很清楚烟瘾对自己的影响，也完全能够想象一旦开始戒烟，自己肯定还会对香烟有着强烈的渴望，但是已经不能再抽了。现在对香烟的依赖和戒烟后对无法抽烟的日子的恐惧，足以使他们在开始戒烟之前再来一把最后的疯狂。这对戒烟来说并不是一件好事，而且这个犹豫、准备的过程越久，对戒烟成功的影响就越大。一方面这段时间超量抽烟会加重自己的烟瘾，另一方面就算是抽再多的烟也无法抵消戒烟后不能抽烟的恐惧感，反而是抽得越多，这种恐惧就会越深。毕竟谁又能把以后日子里的烟都抽完呢？就算是抽得再凶，也是不可能的事，而抽得太凶，恐惧太深到最后反而连开始戒烟的勇气都没有了。

那么，想要戒烟的抽烟者又该怎么破除这种戒烟的心理呢？要从以下几个方面入手：

首先，转变对抽烟这事儿的观念。一旦有了想要戒烟的想法，就要有意识地多了解一下抽烟对自己及家人的危害。从而坚定一个信念，抽烟是一件非常不好的事情。每抽一支烟，就会加重一分对自己和家人的伤害。我们在前面已经做了很多关于香烟对于抽烟者及其家人的健康危害的介绍。这种并不仅仅停留在"吸烟有害健康"口号式的警示的介绍，多阅读几遍就不难改变这种观念。

其次，一定要弄明白这种补偿行为纯粹是一种徒劳。不管这种补偿行为有多么疯狂，都不可能得到真正的补偿。这种无谓的补偿只能让自己陷入一种恶性循环，越是补偿就越怕，越是害怕补偿的行为就会越疯狂，而越疯狂就越容易进入下一个循环。这种根本就停不下来的循环，只会让自己越陷越深，从而主动放弃戒烟的想法。在开始戒烟的时候，肯定要有足够坚定的决心，但是千万不要说"我这一辈子再也不抽烟了"或者是"我绝对不会再碰香烟了"这类非常绝对的话，因为这样的话不仅起不到多少实际作用，反而会让人产生恐惧。

最后，用渐进式戒烟法瓦解得不到香烟的恐惧感。如果上面的两个方法都已经努力尝试过了，但还是没办法控制自己疯狂补偿的行为。为了不让自己在无尽的恶性循环中沉沦，只能从根本上瓦解这种恐惧感。而对付这种恐惧感最好的办法就是不要把戒烟跟永远没办法再抽一支烟之间等同的关系。比如采取渐进式的戒烟法，在开始戒烟以后不要马上让自己彻底告别香烟，而是每天少抽一些，慢慢把量减下来。这样一来，这种来自再也抽不到香烟的恐惧就会缓解很多。而在这个慢慢减少的过程中，自己对香烟的依赖也会越来越小，这种恐惧感也会越来越淡薄，直到完全消失。

以上就是三种克服补偿心理的方法，提示一下，如果能够用前两个方法把问题解决掉的话，就尽量不要使用第三种方法。就算是使用第三种方法也要制订一个详细的递减计划，并严格执行以确保在预定的时间内摆脱对香烟的依赖。如果这样还是不能克服补偿心理完成戒烟的话，那只能说这个人从来就没有真正下过戒烟的决心，戒烟是不可能成功的。毕竟谁也没办法叫醒一个装睡的人，世界上从来不存在完全不克制自己的本能欲望就能取得成功的事情，戒烟更不是。

## 戒烟没有期限，让戒烟成为习惯

很多想要戒烟的抽烟者特别关心一个问题：究竟戒烟多久才算成功？虽然很多人都想过这个问题，但是有这种想法的戒烟者实际上是没有弄明白戒烟的真相。怎么说呢？我们打一个比方：

比如说有一个因为鼻窦炎做了手术的病人问自己的主治医生："医生，鼻窦炎做完手术以后能够彻底根除吗？"

面对病人的这个问题，医生并没有正面告诉他是能或者是不能，而是思考了一会儿之后跟他说："你所说的彻底

根除是什么意思呢？如果你的意思是在有生之年再也不会
患上鼻窦炎的话，那我只能告诉你，很遗憾真的不能。但
是如果你说的是，完全康复的话，那我可以肯定地告诉你，
只要恢复得好完全没有任何问题。但是完全康复也只能是
恢复到正常的状态而已，跟其他没有患上鼻窦炎的人没有
什么两样。但是这并不意味着，从此以后就再也没有患上
鼻窦炎的风险了，在风险面前，你跟正常的人的概率是一
样的。所以，我没办法给你说此生再也不会患上鼻窦炎这
样的答案。如果你还是抽很多烟，并且在空气污染严重的
环境中长期工作的话，这种可能性还是很大的。"

没错，为什么说"戒烟多久才算是成功"是一个很难回答的
问题？就是因为很多纠结这个问题的人跟那个问"鼻窦炎能不能彻
底根除"的病人的心思是一样的。在他们的认知中，一旦自己戒
烟成功，那以后就再也不会受到烟瘾的困扰了。而这个问题不管
是答案中给出的期限有多长，都会有人提出异议。有的人说，只
要度过戒断反应最明显的头5天，戒烟就基本上算是成功了。所以
还产生了5天戒烟的说法。有的说，要等到抽烟的习惯被改变以后
才能算是戒烟成功，而一个新习惯的养成需要21天的时间，所以

只要坚持一个月不抽烟就算是戒烟成功了。但是这些理论上可以成立的答案，绝大多数戒烟者都不会认同。因为他们通过对身边那些戒烟者的观察得知，很多人都是在超过这个期限之后复吸的。既然又开始抽烟了，那他的戒烟行动又怎么能够算得上是成功的。

　　然后还有人说戒烟成功的标准是坚持半年不抽烟，还有的说的是坚持一年或者是一年半不抽烟才能算是戒烟成功。甚至还有说是3年的，只有坚持3年不抽烟，这烟戒得才算是真正的牢靠了。可是这样的答案依然不能让问题的发起者感到满意，他们总能找出身边超过这个时间又开始抽烟的例子。之所以会出现这样的矛盾，就是因为对待同样的问题提问者和回答者脑子里对这个"成功戒烟"的最终解释是不一样的。而提问者脑子里的戒烟成功就等于是余生再也不会染上烟瘾的想法，就是因为根本就没有弄明白戒烟成功的本质。

　　戒烟成功的本质是什么？戒烟成功的本质就是让我们摆脱烟瘾对我们的掌控，让我们变得跟一个正常人一样，不再会因为不抽烟而心烦意乱、浑身难受。只要做到了这一点，就算是完全戒烟成功了。至于以后还会不会再抽烟，那就要看戒烟者本人了。不得不说的一个现实就是，那些成功戒烟的抽烟者，因为之前尝到过香烟带来的甜头，他们再次染上烟瘾的概率还是要比正常人高一些。

更何况就连以前没有抽过烟的人以后也并不是没有染上烟瘾的可能。

严格来说，戒烟是没有期限的。或者更准确一点的表述应该说：摆脱烟瘾的掌控是有一定期限的，这个期限因人而异，以摆脱身体依赖和精神依赖为标准。但是远离香烟是没有标准的。如果真的想余生不再受到香烟的困扰，需要关注的并不是多久不抽烟才算是戒烟成功，而是在心里永远都保持着对香烟的警觉。毕竟人生不如意十之八九，不管是工作还是生活谁都没有办法保证不遇到一些不顺心的事情。当他们需要慰藉的时候，如果心中没有这种警觉，就连正常人都会有染上烟瘾的可能，更何况是有过"前科"的他们呢？

所以，"多久不抽烟才算是戒烟成功"这是一个坏问题，坏就坏在没有弄明白戒烟成功的本质。但是如果是在戒烟之前考虑这个问题，那也算是人之常情。如果在戒烟时还在纠结这个问题，那其实是自己心里还没有放弃对香烟的执念，这样的戒烟者不可能成功。总之就是一句话，戒烟可以有个期限，但是远离香烟必须做到警钟长鸣。

第 ⑥ 章

# 戒烟不是一个人的事儿

# 告诉家人别忘了为戒烟点赞

谁都知道虽然抽烟是一个人的事儿，但是抽烟危害的不止是一个人。而戒烟的人下定决心要戒烟，他所考虑的也不只是自己的健康，还有对家人健康的关爱。既然这样，如果家人也能参与进来的话，就不要让戒烟的人一个人硬抗。因为戒烟本身跟家人有着很大的关系，如果成功就都将会摆脱二手烟的危害。还有，一个人的力量终究是有限的，特别是在一些不太容易做到的事情上，当然也包括戒烟。戒烟的人不管是在身体上还是在精神上都需要更多的关怀、呵护和鼓励。因为开始戒烟之后，他的身体就有可能出现各种不适，他的精神也可能会变得焦躁、情绪低落、一阵阵的空虚，注意力也没办法集中。他的种种不适都在透露着一个信号，他需要更多一点爱的关怀和鼓励。如果你的家人在戒烟的话，作为家人你应该像关心一个病人那样去关心他、鼓励他，因为抽烟的人就是一个病人，没有人否认成瘾也是一种病的事实。而作为一个戒烟者，你要明白一旦开始进入戒烟的状态，你的身体和心理就有可能变得不那么强大了。虽然平时你很有可能一直都以伟岸坚强的形象出现在家人的面前，一直站在他们前面为他们遮风挡雨。但是当你准备开始要做这件很了不起的事情的时候，一定要放下包袱告诉他们，在这个过程中你可能需要他们的帮助。没错，对于已经跟烟瘾相处了很多年的抽烟者来说，能下定决心去戒烟确实是一件了不起的事情，如果能戒烟成功那就更了不起了。

实际上，就算是我们在这里不提，也已经有很多家人参与到戒烟行动中来了。因为作为抽烟者的家人，他们很有可能比戒烟者本人更加渴望这次戒烟成功。或许是因为他们实在是担心抽烟者的健康问题，或者是他们早就受够了家里那种散之不去的烟草味道。但是事实证明，很多时候家人的参与对戒烟成功并没有起到重要的作用。这正是我们再次强调这一点的原因，我们在前面说了很多戒烟者很脆弱、很需要关心和爱护的话。我们也说过，作为戒烟者的家人应该像关心一个病人那样去关心他。就是因为有很多参与戒烟行动的家人，他们在这个过程中扮演的是类似于前线督战队一样的角色，他们的任务就是端着枪站在冲锋队伍的前面，阻止他们后退。至于对方的火力如何，是不是适合冲锋，他们都不会去考虑。他们唯一想做的就是，当冲锋的人有后退的迹象时给予其迎头痛击。很多戒烟者的家人就是这么干的，他们的任务就是监督和责备。每天都用审视的目光把戒烟者盯得死死的，一旦发现任何蛛丝马迹，马上就会开启批判模式。很多戒烟的人晚上回家一进门受到的欢迎是这样的：

　　"今天都去了哪里？参加了什么活动？"

　　"今天跟谁在一起了？"

　　"今天有没有抽烟？怎么闻着你身上有烟味？"

　　"是不是把烟和打火机都提前藏起来了？"

　　就算是在家里活动也会被严密监视：

　　"妈妈，爸爸一个人去阳台了，肯定又是去抽烟了。"

　　"宝宝，你爸爸扔垃圾怎么这么积极，去看看是不是在楼下偷偷抽烟呢？"

　　这种场景是不是有点似曾相识的感觉？没错，不但戒烟者能受到家人的这种待遇，不被妻子信任的丈夫和处于青春期的孩子都有过这样的体验。结果会是什么样的呢？一个丈夫对不信任自己的妻子的反抗有多激烈，青春期的孩子对父母的反抗有多激烈，抽烟者对于家人的这份关注的反感就有多强烈。

　　所以，作为抽烟者的家人需要明白的是，戒烟不管是对抽烟者还是对于整个家庭来说都是一件非常好的事情。同时也要明白，一旦开始戒烟他的状态就可能会变得不那么好。如果想让他继续坚持，不妨把自己的角色改一下。把督战队的角色改成慰问团的角色，多一些宽容和理解。把每天的例行盘问改成嘘寒问暖的关心，每天给一个爱的鼓励，告诉他一定要加油。为了感谢他为了家人戒烟的辛苦，抽时间做一顿好吃的给他，或者是送他一件他盯了好久都没舍得买的礼物，一双运动鞋、一根钓竿或者是他喜欢的其他东西。一方面这是来自家人的鼓励，另一方面这些东西有助于你们一家人进行户外活动，这对戒烟同样是一件好事。总之，就是要通过自己的行动为自己戒烟的家人点赞。而作为一个戒烟者，可能平时觉得自己足够坚强，但是坚强和勇敢不等于盲目和莽撞。如果不想让自己在跟烟瘾对抗的时候还要因为他们的一些行为而闹心的话，那就在戒烟开始就告诉他们，如果他们能为你的戒烟行动点赞的话，你戒烟行动就会更加容易成功。你还可以跟家人商量一下，分阶段地给自己一些奖励，为了你戒烟的成功他们会欣然答应的。如果你想要的这个鼓励是适合一家人共享的话，那就最好不过了。比如一次自驾游，看一场电影。不但有利于戒烟，更有利于家庭氛围和关系的进一步升华。这种全家人一起戒烟的行为，改变的不只是抽烟的事情，而是家庭的关系和整个生活，这才是我们真正想要的。

## 准备一个戒烟爱心百宝箱

戒烟不是一个人的事儿，作为戒烟者的家人也应该跟他一起加入到戒烟的过程中来。我们上一节也是在讲这个话题，不过上一节我们主要说的是角色和心态的转变。现在我们就来说说，作为戒烟者的家人和戒烟组合中的重要伙伴，在戒烟者戒烟的这个过程中，我们到底能够为他们做些什么呢？其实，很多戒烟者的家人都很头疼这个问题。虽然很关心正在戒烟的家人，很想为他们做些什么，但是不知道从哪里入手。因为在这件事上的不得要领，有时候明明是关心和询问，却被误以为是监督和责备。所以，现在我们就来说说，作为戒烟者的家人有哪些事情是我们能够帮他做的。

不过在讲具体的事情之前，首先要明确的一点就是，不管接下来我们做的事情是什么，都有一个共同的原则，尽量多做少说。能用行动帮助到他们的地方，就尽量不去开导；能用眼神交流的时候，也尽量不要使用太多语言上的鼓励。我们知道一个男人，特别是平时在家中以一家之主自居，或者是以男子汉自居的成年男性，过分的言语上的安慰会让他觉得你是在把他当成自己的孩子，这在他看来是对男人尊严的一种挑衅。再加上戒烟时烟瘾给他带来的精神上的影响，因为一片好心而拌嘴的事情也时有发生。帮助自己的家人一起戒烟，光有美好的愿望和坚定的信心还是不够的。他跟我们的家庭生活一样，不仅要有深爱着对方的心，还要懂得经营的方法和技巧。我们上一节说的这个原则，不仅适用于戒烟，还同样适用于我们的生活。下面我们就一起来看看，我们能为戒烟的家人所做的那些事情：

## 1. 准备爱的甜蜜

跟正在戒烟的家人一起外出，不妨悄悄在包里放几颗水果糖、口香糖或者是话梅之类的可以让嘴巴不那么寂寞的戒烟小道具。我们之前也说过，人在无聊的时候就特别容易想要抽烟，还会感到口干舌燥。如果这时候能够让嘴巴忙起来的话，确实能够缓解许多对香烟的渴求。而这些小东西都是不错的选择。如果他在烟瘾袭来感觉难受的时候及时拿出几粒口香糖或者是几颗话梅递到他手里，他绝对能够感受到你的理解和体贴，你也能从他的眼神中看到感激和甜蜜。这种行动和眼神的交流，比多少句"加油"效果都好。

## 2. 藏而不露的叮咛

就算在热恋的时候，两个人也很少有能够天天待在一起的时候，更何况是已经成为家长的人呢。那么在他出差或者是上班的时候，及时发几条微信提醒一下还是有必要的。不过这可是要讲究方法的，比如说："今天是你戒烟的第三天了，为你感到开心。"或者是："刚刚女儿说，爸爸已经好几天没抽烟了，感觉爸爸好棒。我跟她说爸爸这样很辛苦的，都是因为爱宝宝才坚持住的。她让我说谢谢爸爸。"把提醒融入日常，鼓励和提醒都显得那么自然。

### 3. 分一点朋友圈给他

很多人都有发朋友圈的习惯，发的内容却很有讲究。有些人发鸡汤，有些人晒吃喝旅游，有的晒娃、晒表、晒幸福。而作为戒烟者的家人，你还应该有另外一个更实用的新玩法。在朋友圈里，为他的戒烟计时，顺便夸夸他的努力和付出，表达一些自己的心疼和感激。同时也是在告诉你们共同的朋友，尤其是那些抽烟的人。他戒烟很辛苦，我也很在意，请不要打扰。

### 4. 一起改变生活

抽烟者很多抽烟习惯都是跟生活相关的，比如饭后烟、起床烟都是生活习惯的一部分。那作为抽烟的家人，在他戒烟的时候就要跟他一起改变这种习惯。不是跟他说不要再这样做了，而是要跟他说，我们一起来做点别的事情吧。比如对于有抽饭后烟的戒烟者来说，不妨在饭后带他一起去散散步，或者一起做点其他他比较感兴趣的事情。目的就是把这个饭后的闲暇充实起来，不会因为无聊习惯性地想抽烟。要是因为能够养成运动或者是锻炼的好习惯，那改变的就不是抽烟者的生活，而是全家人的生活了。

## 5. 多关注他的进步，少举别人的例子

在我们的成长经历中，我们讨厌过的对象就是别人家的孩子。虽然他们的确很优秀，也确实值得我们学习，但是对他们我们就是喜欢不起来。那是因为我们一直都活在他们的阴影中，当我们不那么出色的时候，就会听到家长说那个别人家的孩子有多么优秀，我们也应该那样。家长的初衷是希望我们以他们为榜样，但是我们把他们当成了讨厌的对象。戒烟的时候也是一样，那些别人家的戒烟者带给戒烟者的不是鼓励而是反感，所以尽量不要在他面前说别的戒烟者是如何成功的。尤其是他身边的朋友，越是相熟的就越是容易激起他的反感。如果实在要说，那不妨就说一些离他比较远的公众人物吧，最好是他的偶像，毕竟很多人都是因为偶像的号召力抽烟的，同样也可以因为偶像的影响力受到鼓励。

## 6. 宽容他的失败

戒烟者偶尔抽一支烟，不仅自己感到沮丧，还会让一直尽力陪伴的家人恼怒。作为戒烟者的家人，不但会因为戒烟遭受挫折而感觉惋惜，还会因为自己的努力不受重视而

变得愤怒。可是不管如何，请控制住自己的情绪。要知道偷偷抽了烟的那个人心里并不好受。他的错误其实等于把他推到了岔路口，有人跟他说虽然这样不好，但是并不影响继续坚持。那他就有可能吸取教训，继续坚持。如果你变成了一副愤怒的样子，那他就只能是恼羞成怒，继续戒烟也就不用再想了，而且你们的关系也会因此而受到影响。

以上就是想要支持家人戒烟的人可以跟家人一起做的几件事情。对家人的戒烟会有不小的帮助，对于改变一家人的生活习惯，重新建立更加亲密的家庭关系都有益处。但是这并不是秘诀，而是人人都能做得到的小事情，只要你愿意你就可以。而且如果你足够用心，你也能想到更多很好的方法。虽然方法重要，但更重要的是态度，你得有心，爱心、耐心、细心都得要有。

## 坚持打卡，建立戒烟者联盟

我们的生活从来都是跟各种打卡联系在一起的，从古代的点卯再到现在的电子打卡器、指纹打卡机，打卡从来没有离开过我们。打卡这件事之所以始终出现在我们的生活中，那是因为它的背后站着的是规则和自律。它能帮助我们在跟本能的对抗中占据优势，我们的本能总是偏向于安逸和舒适，如果不能战胜自己的本能我们终将一事无成。但是本能的力量真的非常大，单纯依靠我们的意志和自觉，很多时候理智都会败给本能。所以，我们想到了要用制度和相互之间的监督来弥补自觉的不足。

现在出现了很多官方的打卡，比如单位的打卡、会议时的打卡、参加各种活动时的打卡等。同时还有很多非官方的打卡，比如 QQ 打卡、微信打卡，很多担心自己凭借自觉有可能坚持不下去的事情，我们都靠打卡来完成。很多人减肥时会在微信朋友圈打卡，每天报告自己的减肥进程和坚持的天数，完成打卡之后看着下面一大排的点赞，心中的成就感是满满的。然后这些成就感就会变成下一天继续努力的动力，偶尔一天不打卡就得做出解释，不然朋友圈就会出现一群询问的人，这种询问无疑就是一种群体性的监督。如果你是认真的，那这个类似朋友圈打卡的行为确实能够起到一定的监督功效，也不失为一种弥补自觉性不够的好办法。

除了这种个体性的打卡行为之外，还有一些群体性的打卡，比如各种读书打卡群、减肥打卡群、早起打卡群等。它们跟个体打卡行为除了在规模上不一样之外，制度性的奖惩力度也要大一些。这些群里的人可以来自天南海北，也许都不认识，但是他们一定是有着一种相同的爱好或者是同一个愿望。不过这并不影响这个打卡群的正常运行和监督功能的发挥。凡是进入这个群的人，需要交付一定数额的金钱，然后开始集体打卡，中间有坚持不下来的就会自动退出，然后坚持到最后的人将有资格平分所有的钱。这种从经济上进行奖惩的打卡制度跟公司的打卡制度就已经很相近了，它们的作用跟公司打卡的作用差不多。唯一不同的是，这些打卡的人是因为一个共同的目的自愿加入进来的。因为他们是有着一个共同目标的同路人，除了经济上的奖惩之外，他们在群里也会分享自己的心得，或者是讲讲自己的困惑，让大家一起出谋划策。因为他们是同一类人，彼此的遭受和感受都是相同的，特别容易起到相互扶持的作用。在这样的一个打卡群里，不管达到目的的过程有多难，你都不会觉得孤单，因为你不是一个人在奋斗，你还有成千上万的同行者。国内早起打卡的倡导者，极北咖啡的创始人张萌，她的早起同行者已经达到了几十万人。

　　为什么我们会花这么大的力气说打卡，那是因为这些打卡的做法非常值得我们的戒烟者借鉴。戒烟的道路不好走，在戒烟的过程中，你将不得不忍受来自精神和身体上的多重压力，但是这些话如果是说给不抽烟的"外人"未必能获得他们的理解。因为这个世界上从来就没有感同身受这回事儿，就算面对你的烦恼他们会说"理解""明白""我知道"，可是你一定会知道他们其实不理解，不明白，也不知道。因为他们感受不到，他们所谓的理解和明白不过是想让你不那么尴尬而已。但是在一个全都是戒烟者的群里，你说的话肯定有人能听懂，因为你们都在经历着相同的事情，你们的感受是大致相同的。同时你的经验也可以分享给他们。

在这样一个群体中去戒烟，成功的概率自然会增加不少，因为这个氛围最起码可以帮你化解不少身体依赖上的烦恼，而如果是在身体依赖上感觉自己的自觉性不足以控制的话，还有经济上的制度奖惩来帮忙。

如果你是一个戒烟者，为了提高自己戒烟成功的概率，也为了让自己的戒烟过程变得不再那么孤独，那就想办法找到自己的组织吧。如果没有现成的组织等着你的加入，那也不要紧。试着让自己成为一个发起者，寻找同样正在戒烟的人，然后借鉴一些其他打卡群的经验让它成为你戒烟的一大助力。所幸的是，现在有很多打卡群已经变得很成熟了，它们都有很多现成的经验供我们借鉴。而且现在选择戒烟的人也越来越多，想要找到戒烟路上的同行者也并不是什么太困难的事情。所以，建议所有的戒烟者都养成打卡的习惯，建立自己的戒烟者联盟。

## 小心烟酒不分家，聚会不妨多喝茶

　　我们的生活中充满了各种形式的"聚一聚"，升职加薪免不了要聚一聚，项目完成了也要聚一聚，乔迁之喜需要聚一聚，过生日或者是别的什么节日自然也是要聚一聚的。甚至根本就不需要什么理由，仅仅是因为有好几天没见了，也会商量着要聚一聚。哪怕是经常见面的人感觉需要出去放松一下了，也会找好友出去聚一聚。聚一聚是我们维持社交关系的必要纽带，甚至在某种程度上可以这么说，一个人"聚一聚"的频率反映的是他社交活动的活跃度。经常有人找你出去聚一聚，说明你的社交资源很丰富，你在被很多人惦记着，这也说明了你在社交网络中的价值。如果你一年半载都没机会出去聚一聚的话，那就要小心了，你可能快要被这个社会边缘化了。很少有人会想到跟你聚一聚，聊一聊，说明你身上已经没有什么地方能让他们想起你了。所以，不管是从对社会的调剂还是从社交的角度来看，聚一聚都是件好事情。

对于戒烟的人来说，聚一聚却是一件危险的事情。很多戒烟者的失败都跟这个聚一聚有关系，因为既然要聚一聚，就免不了要喝两杯。而在我们的社交文化中是讲究烟酒不分家的，很多平时不抽烟的人在喝到微醺之后也会在朋友的推让之下抽上两支。而那些平时就有抽烟的习惯，在其他场合不好意思抽的人，一旦上了酒桌抽烟就变得理直气壮了。在这样的氛围下，原本就因为戒烟忍得很辛苦的戒烟者，想要抗拒香烟的诱惑就变得非常难了，有时候甚至用不着别人让，在酒精的刺激下，自己就会主动要求来一支了。我们在前面说过，拥有灰度认知的人相对还好一些。也许在明天酒醒以后，会有一些懊恼和后悔，但是因为脱离了那个环境也没有了酒精的刺激，在懊恼之后倒是能吸取教训并把戒烟坚持到底。但是还有很多不具备这种灰度认知的人，这个偶然被撕开的口子会迅速演变成全面溃败，从此就宣告戒烟失败了。

但是，我们总不能因为自己戒烟就躲开各种聚会吧，这么做也不太现实。那我们就得想一想，有没有另外一种方法能够降低这种情况出现的概率。在探讨具体的方法之前我们先来分析一下各种形式的聚会，哪种聚会最容易出现让戒烟者失控的场景。

首先，陌生人之间第一次见面，这种场合不太可能出现这种场景。因为大家彼此不是太熟悉，都要顾及自己的形象，即使要抽烟，出于礼貌都会先询问对方的意见，特别是有女性在场的时候。

其次，彼此相熟的家庭之间的聚会也不太可能出现这种情况，因为有女士和孩子在场。就算是有烟瘾的都得乖乖忍着，实在不行那就只能是离席去卫生间或者是门外走廊上抽。这种家庭聚会时抽烟者站在走廊里抽烟的事情并不少见。

最后，酒店大厅内抽烟的可能性并不太大。现在很多酒店、饭店的大厅内都张贴有禁烟的标志。因为在大厅内抽烟会损害其他不抽烟顾客的利益。就算是没有张贴这样的标志，因为担心其他人反感而所有收敛。而如果是在包间里面，很多酒店都会采取比较宽容的态度。

那么，什么情况下才最有可能出现这种让戒烟者难以自控的场景呢？就是那种哥们儿、死党在包间里面的聚会。这种来自死党的"攻击"才是最致命的。因为你们太熟了，他们才不会顾及你的感受。如果整个包间里的人大家都在抽烟，而就你一个人在戒烟，他们不但会放肆地抽烟，还会拿话来调侃你。而且这种情况下拼酒的可能性是最大的，一旦酒精上了头，就很有可能跟他们"同流合污"了。

我们的方法其实就在这些分析当中，只要我们避免这几种情况，同时就可以避免在这种情况下让戒烟大计功亏一篑。比如我们可以这么做：

在跟朋友们小聚的时候，自己要主动提议，抢到话语权。首先提议去一些开放性的场所，比如一次自驾、一次远足，或者是找地方垂钓都是不错的选择。

如果天气条件或其他条件不允许，那就找个地方聊聊天，比如去茶馆喝茶，去汗蒸。不可能有人一边汗蒸一边还喷云吐雾的。

如果大家都想要喝两杯，这也是很常见的事情，那就尽量把位置选在大厅里，选位置这件事你要比别人积极一点。

如果实在愿意进包间聊天方便，那就尽量约上几个不抽烟的朋友一起参加，以免你成为他们当中的异类分子。有了几个不抽烟的盟友在座，那些抽烟者有可能会被你们赶到走廊上去的。为了稳妥起见，请在聚会之前弄清楚聚会时的人员构成。如果实在是除了你之外没有其他戒烟者参加的话，那你就可以找个理由推托掉了，毕竟这种仿佛是为戒烟者特意挖坑的情况出现的概率不是很大。偶尔推托一两次也没什么大碍，总之就是一句话，抽烟不是自己做好了就能成功的，在不影响正常社交的基础上一定要尽力避免让自己落入这种困境。

## 戒烟宣言，戒烟也需要仪式感

　　现在有一句特别流行的话叫作：生活需要仪式感。需要仪式感的观点一经提出就迅速俘获了不少人的支持，十点读书人气作者李思圆的《生活需要仪式感》推出以后也获得了不少好评。"《人民日报》强烈呼吁，3000家媒体感动推荐，5亿人热情参与。黄磊、何炅、刘嘉玲、孙俪都在推崇的生活态度。"这是编辑写给这本书的推荐语，为什么会有那么多人深表认同，为什么那么多的媒体感动推荐，为什么权威媒体也会强烈呼吁？为什么那些影视明星和主持人会推崇这样一种生活态度。仪式感到底是怎么回事儿，对于我们的生活，仪式感能够带来什么样的改变？

　　我们在这里需要脱离《生活需要仪式感》的语境追溯到仪式感本身来解答上面这一系列问题。因为虽然李思圆通过《生活需要仪式感》所要传达的仪式感能让你成为真正有爱、有温度、有人情味的人，获得认可与尊重，收获惊喜、浪漫、幸运和精彩的观点我们也深表认同。但是在抽烟这件事上我们更需要通过仪式感来传达的是另外一个内核：敬畏、庄重和重视，并以此来让仪式感为我们的戒烟行动助力。

　　如果需要给仪式感下一个定义的话，那我们大概应该需要这么说：

　　　　仪式感是人们表达内心感情最直接的方式。

　　如果需要再进一步解释，以期能有具体的理解，很多人都会引用法国童话《小王子》里面的一句话："仪式感，就是使某一天与其他日子不同，使某一时刻与其他时刻不同。"

　　还有一种解释就是知乎上点赞最多的解释：仪式感为每一个普通的日子和动作，标定了它背后的精神内核。

　　"用一种特定的行为为一个原本普通的事件标定我们需要为

此注入的精神内核"，如果把戒烟需要仪式感中的这个"仪式感"做一下解释的话，这应该是一个更加接近我们期望的答案，尤其是标定精神内核的说法更加符合我们在戒烟中加入仪式感的真实意图。我们就是要用一个又一个的特定形式，来为整个戒烟的过程加入一些仪式感，让戒烟从开始到成功的每一个节点都与众不同，以及这件事情在我们的生活中那种沉甸甸的分量。如何才能让每个人的戒烟拥有仪式感呢？这个问题其实就像人们对于仪式感本身所做的解释一样，每个人都有自己的语境和特定的精神内核。见仁见智，不存在什么高下、优劣的分别。相信每个人都有自己特有的方法来让戒烟更加具有仪式感，没有必要追求形式上的统一。形式并不是最重要的，重要的是我们懂得通过这个仪式感传递给自己身边人的精神内核。让我们记住这个时刻，并期待下一个时刻。所有与戒烟有关的人，都明白这看起来普通的时刻，对于努力戒烟的人有什么特殊的含义。他们会一起因为某个时刻的到来而欢欣鼓舞，也会因为要迎接下一个时刻的到来而满怀希望并为之努力。如果戒烟者及其家人能从这种仪式感中获得此般助益，那正是我们让戒烟更具有仪式感的初衷。

虽然仪式感最重要的不是仪式，而是背后的精神内核，但是关于怎么才能实现我们不妨来做一下简单示范，算是引玉之砖，相信每个有心要让自己的戒烟更具仪式感的戒烟者都能找到属于自己的仪式：

戒烟需要一个仪式感十足的开始。开始戒烟绝对是戒烟者人生中重要的转折点。也就是从这一刻开始原来保持了数年、十几年，甚至是几十年的生活方式就要呈现出全新的状态了。这么重要的时刻怎么能在完全无感的状态下划过呢？这时候你也许需要一个道具，你用来抽烟的最后一个打火机，你自制的一个戒烟牌，或者是几句发自内心的戒烟宣言。在这么重要的时刻，你肯定会有很多的话对自己说，同时也说给自己的家人听。不管你在这一刻想到的是什么都可以马上去做。将来在回忆自己是怎么开始戒烟的时候可以说：

"我对着自己抽烟用的最后一个打火机说，谢谢你陪伴了我这么长的时间。但是从这一刻起，我的生活将要发生变化，我要把你封存起来，同时也把我那些抽烟的过往一起封存。"

"在某年某月某天的那一刻，我对着我的家人说，对不起。过去我因为对香烟的迷恋，伤害了自己也伤害了你们，我从这一刻开始，我将改变这一切，迎来全新的生活。请你们跟我一起记住这一刻，并见证接下来的改变。"

　　"还记得我决心要戒烟的那一刻，我只是安静地把家里的香烟、打火机和烟灰缸收拾起来，一起扔到了楼下的垃圾桶里。那一刻我在心里对自己说，当我把这些东西都扔掉的时候，一起扔掉的还有自己抽烟的习惯。我会记住现在所做的一切。"

　　"在开始戒烟的时候，我为自己准备了一张精美的卡片，我在那上面写上了我的戒烟宣言。然后写上宣誓人和见证人，我在宣誓人的下面写上了自己的名字。我的家人也在见证人的下面写上了他们的名字。在写上名字的那一刻，我们是那么真诚。最后我当着他们的面无比庄重地读出了上面的每一句话。我们所有人都会记住那个瞬间，那是改变的开始。"

　　尽管戒烟开始的方式不同，但是它们都是具有仪式感的。不管是面对家人的戒烟宣言，还是简简单单地扔掉抽烟的东西。这都不重要，重要的是通过这个仪式，你给这一刻标定了特定的精神内核。如果这一刻你所说、所做的都是发自内心的，你是在告诉自己，同时也是在告诉家人，你的决定是真诚的、严肃的、庄重的，他代表的是一个成年人的尊严。这就是一个很完美的、很有仪式感的戒烟仪式。以后的日子你会经常想起这一时刻，和这一时刻所发生的一切，你能感觉到这个仪式感对你和家人来说有多么特殊。

# 多跟不抽烟者在一起，忘记抽烟这件事

刚开始戒烟的人最害怕的是什么？那恐怕会有很多，他经常坐着抽烟的那张椅子，他摆在桌上的那个精美的烟灰缸，他总是抓在手中摆弄的那只 Zippo 打火机，或者是经常聚在一起抽烟的几个朋友。总之所有能够跟抽烟联系在一起的人、物件，或者是地点，甚至他总是抽烟的那个特定的时刻。比如烟龄很长的抽烟者都有抽起床烟的习惯，他们每天早上睁开眼睛的第一件事就是来到阳台上抽完这一天中的第一支烟。如果没有这支起床烟的话，他会感觉自己好像没起床一样。所以，刚开始戒烟的时候，他一觉醒来恐怕很难想起自己已经戒烟了这件事，甚至是窗外的晨光都能让他想起该抽支烟了。

这些都能勾起他想要抽烟的冲动，这对刚戒烟的人来说都是一种考验。我们说戒烟的头十天非常难熬，也非常危险。因为身边的每一个在别人看来很不起眼的细节，对于他们来说都可能是一个跨不过去的坎儿。好像他们把所有的注意力都放在这些微小的细节上，虽然我们知道他们并不是故意要那么做的。这说的其实是那些戒断反应比较明显的人，而那些戒断反应不那么明显的人，他们就很有可能忽略这些细节。是因为戒断反应明显的人更加敏感吗？其实不然，这些总是能够注意到一切跟香烟有关的细节的戒烟者在平时很有可能并不比其他戒烟者更加敏锐，也许跟其他的戒烟者比起来他们更粗心一些。因为他们这时候突然变得那么敏感，跟平时是不是很敏感没有太大的关系，倒是跟戒断反应明显与否关系很密切。我们在前面说到戒断反应时说过，那些戒断反应比较明显的戒烟者，在刚开始戒烟的这段时间不管是精神上还是身体上都会感到种种不适。精神恍惚、情绪低落，但是心中充斥着对香烟的强烈渴望。正所谓心中有什么就能看到什么，这时候他们满心都是对香烟的渴望，那些跟抽烟有关的东西自然就逃不过他们的眼睛了，虽然那些东西在别人看来很不起眼。

而且这时候他自己也很清楚，如果这时候能够抽上一支烟的话，这些不舒服的感觉就都会消失了。虽然他心里明白他绝对不应该这么做，但是这种情况依然是非常危险的，如果刚戒烟的这段时间，他经常处于这样的环境，随时都有可能产生放弃的想法。

所以，如果你是一个戒烟者，不想让自己在戒烟初期就面临随时都有可能放弃的危险，在决定戒烟的时候就要开始清场了，把家里和单位所有跟抽烟有关的东西统统都处理掉。香烟自然就不必说了，打火机虽然有可能很精美，但还是处理掉得好。如果它对你来说实在是有非常特殊的意义，那就把它交给自己的爱人或者是亲人来代为保管。总之，要让它暂时离开自己的世界。其他像烟灰缸之类的东西都要及时处理掉，就连自己经常抽烟场所的环境布置也要尽可能改变一下。比如经常有站在阳台抽起床烟的抽烟者，就可以在平时站立的地方放置一些别的东西，可以是几盆绿植，也可以是一些杂物。就是让那个地方不方便站立，也不方便坐下。而在平时那个放着香烟和打火机的床头柜，如果有可能的话也可以换个位置，实在不行就放一些别的东西在上面。比如一家人的合照就很不错，它会及时提醒你为了家人的健康已经下决心要戒烟了。而对于身边的人也是这样，在开始戒烟的时候就要做好准备，接下来的这段时间你将尽可能地减少与那些经常抽烟的朋友待在一起的机会。因为他们总是会在你最想抽烟的时候推你一把，然后把你变成跟他们一样的人。这跟人心的好坏无关，人们总是不太喜欢有个跟自己不一样的"异类"存在。人们总是感觉只有同一类人待在一起才会更加舒服，尤其是你以前跟他们一样，现在却要变得跟他们不一样了。他们都会下意识地不让这种事情发生，这只是普遍存在的一种心理，并不是要针对你。好在这段时间并不是很长，只要等你度过了戒断反应最明显的阶段，你就经常会因为别的事情一整天都想不起来抽烟这回事儿。这时候面对香烟的诱惑，你的定力也已经增加了不少。只要讲究一些方法，就完全可以应付得了了。

如果是作为戒烟者的家人，当他开始戒烟时需要清场又不忍心下手的时候，你就要及时帮他一把。甚至在他清场过后也有必要帮他进行一遍二次清理，至于他在戒烟初期最危险的那个阶段，实在躲不开那帮抽烟的朋友的邀约，或者是他本身就是一个不好意思拒绝别人的人，这时候只要没有什么特殊的事情，你不妨就出面帮他解围。"绑架"他一起去做别的事情，这样就可以帮他远离香烟的诱惑。

## 拒绝让烟，学会说我已经戒烟了

经常有戒烟的人发帖子抱怨说，戒烟真的是太难了。特别是在身边有几个抽烟的朋友的情况下，碰在一起总是会说：

"抽一支，抽一支。"

"不了，我戒烟了。"

"没事儿，抽完这支再戒嘛。"

然后就又开始抽了。其实，关于戒烟的这一烦恼，我们在前面已经不止一次地提到过了，并且也给出一些解决的方法。不过既然身边有那么一群热衷于抽烟的朋友，完全躲开也是不可能的。任何事情都是这样，不管我们自认为做了多么严密的准备工作，也总是会在意想不到的地方出现意外。虽然这种概率并不是很高，可是一旦出现，对于正在戒烟头几天的煎熬中挣扎的戒烟者来说，就有可能是百分之百。这样的问题是确实存在的，那我们就得想出一定的对策。虽然很多事情总是可能在没有想到的地方出问题，但是在所有能够预见的地方尽可能地做到万无一失也是我们应该有的态度。而那些出现在不可预见的地方的问题，既然问题是那么"硬核"，当然也得用一些硬核的方法来正面解决了。下面我们就准备了几个正面解决朋友戒烟困境的方法。当然，这几个方法并不能解决我们所有的问题，而且解决问题的方法也不只是这几种。这些问题的解决就要靠自己坚定的信心和坚决的态度了，要做什么、不做什么最重要的还是自己决定，别人只能起到推动作用。

如果真的遇上了上面所描述的那种困境，路遇烟友猝不及防又无法避免，烟友让烟又比较热情，那就干脆直接表明自己的态度，告诉他自己正在戒烟，不能抽。但是态度坚决也并不等于不讲究方式方法，既要表明自己的态度，还要顾及对方的面子，不伤害双方的交情。下面这几个方法可供借鉴。

首先，我们可以先发制人，主动向对方表明态度。要不要使用这种方法需要根据对方的性格特点，如果对方是有让烟的习惯且分寸感不是很强的人，那就非常有必要使用这种方法。如果跟这样的人遇在一起，不管对方有没有让烟的举动，你都应该首先非常骄傲地跟他说，你的戒烟行动已经成功坚持了一个星期或者是更久了。然后告诉他这让自己觉得非常有成就感，并表示希望得到朋友们的支持和帮助。如果你能在他们让烟给你之前说出这番话，相信一般人都不太可能继续让烟给你了。甚至他自己都会不好意思再在你面前抽了。如果这么说都不管用的话，那连这点分寸感都没有的人，你在拒绝的时候其实是没有必要太在意方法的，这样的人就适合用这样的方式。

其次，就是把玩笑的问题严肃化。如果是在一个比较严肃的谈话氛围内，很少有人会劝一个正在戒烟的人抽烟，这明显就是不够体面的举动。但是同样的事情如果放在一起开玩笑的氛围下，就会显得合情合理了，甚至还会因为这种调侃和起哄增加很多欢乐的效果。在这种开玩笑的氛围中，他们可以一再地怂恿你，让你很难去拒绝，而且还不好去责怪他们。所以，要想跳出这样一个困境，一个很好的方法就是改变抽烟这个话题的氛围。很真诚地跟对方说，对不起，真的不能抽，因为自己正在戒烟，坚持这么多天不容易。

最后，就是接过来，但是并不抽。还有一些人让烟更多的是出于一种礼貌，至于你抽不抽，他并不在意。但是如果你连接都不接的话，他就会觉得这就是不给他面子。所以，在对方让烟的时候，如果已经拒绝说不抽了，对方还是坚持的话，那就不妨先接过来，这样大家面子上都过得去，比继续僵持下去效果要好很多。然后可以接过来之后顺势夹在耳朵上，或者是放在桌子上。在接下来的让烟活动中，你的这支烟就能坚持过一轮又一轮，一直到最后。

选择正面拒绝实在避不开的让烟行为，方法不是最重要的。重要的是你坚持戒烟的信心，只要心中的信念不动摇，就总能想出拒绝的办法来。以上三个方法可以供我们参考以用来解决不同的让烟困境，希望可以起到抛砖引玉的作用。

第 7 章

# 戒烟要坚持，管理好心态

## 21天，循序渐进直到成为习惯

如果戒烟者凭借自己的努力和他人的帮助，熬过了戒烟早期的7~10天，他的身体依赖就会缓解很多。由此引起的各种不适感，也会慢慢地变得越来越轻微。这时候是不是就该歇口气了呢？首先说顺利度过戒断反应期，这确实是一件值得开心的事情。如果做到了，你应该让自己骄傲一下，同时给自己一些奖励。如果你的家人做到了，那就不要吝啬你的赞美，最好是给予足以让他心动的奖励。但这并不是庆祝他的大功告成，而是在奖励的同时激励他以后再接再厉。因为到这一步为止，戒烟尚未成功，我们还得继续努力。

虽然已经过了戒断反应期，身体上也不再会有那么明显的不适感了。但是戒烟者的脑子里还是会时不时地闪出想要抽支烟的念头，并不是不抽烟就有多么难受，而是抽烟这么长时间养成的习惯，就是觉得按照惯例应该抽一支。

这就是习惯的力量，而习惯就是接下来我们要克服的另外一大困难。习惯，指的就是长久以来人们形成的方式。一个习惯的养成需要的是日复一日地长期大量重复性训练，但是这个习惯一旦养成想要改变也需要很长的时间。抽烟这件事也是这样，只有频繁抽烟超过一个月才会初步养成烟瘾，但是很多戒烟者的烟龄可都是几年、十几年甚至是几十年。在这么长时间里养成的习惯，想要改变的话当然不是那么容易的事情。想要取得戒烟的成功，这个习惯就非得改掉不可。

怎么才能改掉自己的习惯？凭借着自己的毅力和意志强行改变吗？这也是一种方法，并且很多人都是这么干的。并且也确实有一些意志力特别强大的人靠这个方法取得了成功。这却不是一个特别好的方法，难度比较大，风险也比较高。那么，比这个方法更容易的是什么？那就是用另外一个习惯来代替抽烟的习惯。有句话说一心不能二用，我们的精神注意力都是有限的，在一定的时间内我们只能专注于一件事情上。如果这段时间我们用来做另外一件事情的话，就没有更多的时间来想抽烟的事儿了。如果在某个时间段内，我们一直用这件事情来代替的话，抽烟的习惯就会被改变了。比如，每天早上抽起床烟这件事，很多有抽起床烟习惯的人，就算是度过了刚开始的7天，身体的不适感不那么明显了。但是如果早上起来不抽一支烟的话，总感觉自己少做了一件事，就会觉得这样的一个早晨是不完整的。

那么怎么办？想要让他在刚起床的这段时间不产生抽烟的念头是不太容易的，很多人可以管住自己的行为，强行控制自己不去抽烟，但是控制不住自己不去想抽烟这件事。因为控制行动比控制自己的想法可是要难多了。那就在这段原来用来抽起床烟的几分钟时间做点别的事情好了，比如说做一套运动保健操，或者是其他比较感兴趣的事情。不过养成一个新的习惯也不是一件太容易的事情，每天早上起床坚持做这件事情，虽然比强行控制不产生抽烟的念头要容易一些，但也总有坚持不住想要放弃的时候。

这个问题又该怎么解决呢？想想自己当初是怎么养成抽烟的习惯的，要知道刚开始抽烟的时候很多人都不会觉得那是一种享受。但还是坚持住了，一直到养成习惯然后染上烟瘾。想想当时自己是怎么做到的？当初抽烟的理由，也就是能让自己坚持下去的理由。很多人前期是为了吸引更多人的关注，后期则是因为尼古丁作用下的奖励模式。总之，不管是前期对这种感觉享受，还是后来对多巴胺奖励的享受，整个抽烟习惯的养成过程，都是在抽烟的奖励作用下完成的，这就是我们能够坚持下来的动力。其实，其他任何习惯的养成都离不开这项活动所带来的成就感或者其他奖励形式的反馈，在原来抽起床烟的这段时间来做健身操，要想让自己坚持直到习惯的养成，同样需要这样的动力。在新的习惯养成的过程中，一定要注意给自己一些奖励，以保证新习惯的顺利养成。新的习惯一旦养成，旧的习惯也就被改掉了。以后每天起床以后，抽烟者会因为没做健身操觉得这是个不完整的早晨，而不会想起抽烟这件事。这种奖励可以是物质方面的，也可以是精神方面的，哪怕是发一个朋友圈看着下面的点赞和鼓励，心里美滋滋的也是一种坚持下去的动力。

以前我们都在说不破不立，其实更加符合现实的应该是不立不破，没有任何旧的习惯会自动消失，也没有人愿意改变习惯。养成一个新的习惯，用这个新的习惯替代旧有的习惯，这样做更加容易成功一些，在改掉我们烟瘾当中对香烟的习惯依赖上，这是一个很不错的方法。如果需要给之后新的习惯的养成确定一个时间的话，行为心理学的研究告诉我们的结果是21天。只要能够坚持21天，新的习惯就会养成。接下来的坚持就会在新习惯的影响下变成一种自然而然的事情了，如果这个时间再过得久一些，想要不做这套健身操也会变成一件困难的事情，至于抽烟的事情，这时候恐怕已经想不起来了。

## 积极乐观，把痛苦的坚持变成幸福的积累

　　我们前面说到过怎么选择一个好的时机来开始自己的戒烟行动，为什么要选择好的时机？就是要让自己的身体和精神在戒烟开始的时候保持最佳状态。如果身体状态不佳，就有可能加重某些戒断反应的感觉，如果是心理状态不佳就会加大心理上对于尼古丁的需求。这些对于成功戒烟都是非常大的障碍。这种障碍绝不仅仅是戒烟刚开始的时候存在，在我们戒烟的整个过程中，身体和情绪的状态都有着很大的影响。所以在戒烟的时候一定要认真管理好自己的心态。

关于戒烟这件事，不同的心态会导致两种完全不同的情绪状态。一种是积极乐观的，另一种是消极悲观的。一种戒烟者会觉得戒烟很难受，自己是在为过去的错误付出代价，这是一种煎熬。还有一种戒烟者也会觉得戒烟很难受，但是自己是在为明天更好地生活打下基础，痛并快乐着。同样是戒烟很难受这样一个事实，但是在不同人的眼里一个是在付出代价，而另一个却是在为未来的美好生活而奋斗。想想看，如果是同样的人，他们面对同样的戒断反应，怀有哪种心态的人更容易坚持下去？谁又更加容易获得成功呢？答案显而易见，当然是积极乐观的心态更加容易成功。

可是，怎么才能在戒烟这种情绪状态不是很好的时候保持积极乐观的心态呢？下面有几种调整心态的方法，我们可以来借鉴一下：

望梅止渴，想象成功后的欢愉。

望梅止渴的故事我们都不陌生，7月的天气炎热非常，身着甲胄的士兵们长途跋涉，其渴累的程度可想而知。就在大家都觉得快要坚持不下去的时候，曹孟德纵马跃上附近的高坡，指着远处告诉马上就要倒下去的将士们，前面不远有一处梅林，大家再加把劲赶到梅林就能摘梅子解渴了。结果大家一听，马上就重新恢复了力气，奋力向前赶去。虽然最后并没有看到曹操所说的梅林，却在跑了几十里之外找到了一条河。我们可以说梅林是不存在的，也可以说这个梅林其实是存在的。这个梅林不存在于现实，而存在于将士的脑海中，将士们相信有这么一片梅林的存在。而将士们在倒下的边缘重新获得在烈日下跋涉几十里的力量，这就是因为那片存在自己脑海中的梅林。这样就够了，至于那片梅林是不是真的存在，已经不那么重要了。想象那些将士也并未因为曹操的欺骗而生气，因为他们已经收到了来自这片梅林的实实在在的好处。这就是想象和暗示的作用。

在戒烟的时候，这种想象和暗示的作用同样管用。当自己感觉这种坚持很辛苦的时候，就想象一下自己戒烟成功以后的样子。口气清新了，不再咳嗽了，身上也没有那股熏人的烟味了。在这种心态的作用下，就不会觉得现在有多么辛苦了。

给自己一个积极乐观的形象设定，并努力做成那样。

还有一种心理暗示是自己给的，那就是他觉得自己是一个什么样的人。在心理学上又叫作自我形象认知。他觉得自己是个什么样的人，然后就会按照这种人的行事风格做事儿。一个人觉得自己是捣蛋鬼，他就会一门心思地琢磨怎么搞破坏。而且还会跟大人说，我就是个坏孩子。如果你让一个员工觉得他是一个优秀员工，那么接下来他也就会按照优秀员工的标准要求自己。所以，在戒烟的时候戒烟者应该给自己设定一个积极乐观的形象认知。从心底把自己当成一位遇见什么事情都会以乐观角度来看待的人。这样，不管有什么不适的感觉，都能提醒自己从乐观的角度来看。

给自己规定几个积极的动作。

大部分积极乐观的人都会有几个最常见的动作。这些动作通常都是他们在下意识的状态下做出来的，都是他们积极乐观心态的外在表现。但是很多人可能都不知道，这些小动作还可以反过来影响我们的心情。如果发现自己不够积极乐观，试着做一下这些小动作，能够在非常短的时间内改变自己的心态。

比如，感觉到自己心情不好的话，马上开始挺胸抬头。当一个人做出这个姿势的时候，呼吸也会变得顺畅，而顺畅的呼吸非常有助于我们缓解压力、化解郁闷，悲观的念头很快就会被压制下去。

又如，调整自己说话时的状态，用轻松愉快的语调说话。说话的语调包含说话者内心真实的感受，还会影响听话者的心情，这个听话者不光是指其他人，还包括说话者自己。这就是为什么要及时调整说话语调的原因，因为自己说话时的语调也会反过来影响自己的心情。所以想要改变自己的心态，就有必要先改变自己的语调。

再如，多准备几个积极的口头禅。同样是自己说的话能够影响自己心情的原因，说话时的语调是怎么说的问题，而口头禅却是说什么的问题。这些积极乐观的口头禅同样能够在短时间内让自己的心态变得更加乐观。

## 静心，换一种方式来应对烦恼

　　我们在前面提到过一些相关的数据，生活相对不如意的人抽烟的概率会更高一些。同样是因为他们中的负面情绪比较大，更需要来自多巴胺的安慰。这样的情况在戒烟的过程中也会出现。虽然我们说过作为戒烟者的家人，应该在他戒烟的这段时间尽可能地给予关心和支持，但是我们永远没办法达到生活上、理论上的那种只有开心、没有烦恼的理想状态。不管是生活上还是工作上，都难免会遇上一些烦恼事儿，这就要求作为戒烟者必须具备应对这些烦恼的能力，不然遇到不顺心的时候就想着要抽支烟来缓解一下，戒烟就前功尽弃了。

　　其实，戒烟者这时候需要的是一种静心的方法。只要心静了，这些烦恼的事情也就没办法影响自己了。能够让人静心的方法很多，我们无法一一诉说，这里只介绍几种最常用也最便于操作的方法。只要运用得当，就不难让自己保持心静的状态。

　　**呼吸静心法：**人的呼吸频率跟自己的心跳频率和心情的波动之间存在密切的关系。当戒烟者因为烟瘾或者其他事情的影响情绪波动较大，而且感觉难以自持的时候，可以通过调整呼吸的方法来平复心情。一般在调整自己的呼吸时，多采取静坐或者是平躺的姿势。为了便于随时调整自己的状态，戒烟者应该采取静坐的方式。因为平躺的姿势会受到环境和条件的限制，做起来并不是那么方便。静坐呼吸法，需要在坐定之后先做几次深呼吸来清除内心的烦躁之气。记住吸气要深，但是不能太猛。吸气之后让气息在体内稍作停留以稳住心神，让气息在体内停留两秒之后再缓缓呼出。气息呼出时，同样需要注意控制力度，不能过快过猛，否则稳定的心神会受气息的影响重新变得焦躁。按照这样的方法，深呼吸数次以后便转为浅呼吸，也就是自然呼吸。而深呼吸的次数可以根据自己的心神平复状态而定，直到稳住心神为止。进入自然呼吸状态以后，要有意识地把注意力集中在自己的呼吸上。并随之开始放松身体，直到整个身体都处于放松状态下，就可以起到静心的作用了。

**行走静心法：**如果实在心神难定，根本没办法做到静坐，那就不妨尝试一下行走静心法。顾名思义，行走静心法就是要通过不断地走动来平复自己的心神。这种方式的好处就是非常方便，几乎不需要特定的场所，只要不是在车流繁忙的马路上就行，因为这样做实在是太危险了。如果刚开始的时候情绪的波动让人难以压制，走动的频率可以稍快，但是不可以暴走，以免引起旁人侧目。这样的行走速度稍显费力，但是有助于发泄过剩的负面能量，注意在行走的时候要慢慢把注意力转移到自己的脚步上，边走边数着自己的步数。然后根据情绪的实际情况慢慢放缓步伐，走路的姿势由快转稳。要求每一步都要走得四平八稳，着力点由脚跟、脚掌，再到脚尖，并把注意力由数步数转为细细感受三个部位着地发力时的感受。心神也会跟着自己的脚步慢慢变得越来越平稳。

**静心的碎碎念：**碎碎念，从字面意思就能看明白，就是找一个安静的地方，通过轻声的自言自语来平复情绪以达到静心的目的。如果是心中有些不平事儿实在是如鲠在喉，不吐不快的话，建议使用这种静心方法。碎碎念静心在刚开始的时候，先要放开自己的判断意识，只说不听，更不要去忙着做判断。也就是说，只管胡言乱语来发泄自己的情绪，至于说的到底对不对甚至是有没有明确的含义都不重要，哪怕只是一些简单的语气词也没什么不妥，只要能平复内心的愤懑即可。等到感觉内心那种堵得发慌的感觉慢慢消失以后，再开始有意识地组织语言，让表达变得清晰完整。并开始站在客观的立场上对自己的抱怨和牢骚进行对错的判断，经过第一阶段的情绪发泄以后做到这一点就不太难。等到能够对自己的碎碎念进行客观判断之后，再试着换一个角度对自己的言行进行反思。换一个立场进行反思，是平复情绪的关键一步。很多时候站在对方的立场上考虑问题，就会发现原来为之愤愤不平的事情，原来也没有什么大不了的。经过认真反思后的静心才能达到烦恼不生的效果，而不只是负面情绪的发泄和压制。这种方法换来的是真正祥和宁静的心态，这种平静的心态自然也就无须借助香烟的尼古丁来帮忙了。

## 暗示的力量，告诉自己不想抽

　　前面我们了解了成瘾症，知道所有的上瘾行为除了身体上的依赖以外，还有精神上的依赖。这也包括烟瘾，烟瘾除了因为香烟中的尼古丁等物质给我们造成的身体上的依赖以外，还有我们在心理和习惯上的依赖，这些都是精神上的依赖。在烟瘾的形成和对我们生活的管控上，这两种需求不分伯仲。但是在戒烟时，从戒断的时间来说，戒断精神上的依赖要比戒断身体上的依赖需要的时间要长很多。而戒断烟瘾的精神依赖，就需要我们管理好自己的欲望。如果我们管控住自己在心理上对香烟的欲望，戒烟行动在执行的时候就会变得容易多了。

　　而在管理欲望、获得内心的清静上，佛家的一些方法非常值得我们去学习和借鉴。其中使用最为广泛的就是佛家的不净观。什么是不净观呢？不净观是佛家修行者用来消除自己对欲望贪恋的重要方法。佛家认为"贪淫"二欲是获得智慧的障碍，想要获得解脱，就必须戒断贪淫。而要戒断贪淫就需持不净观，不净观的要义我们用一个词就可以解释明白，这就是"红粉骷髅"。怎么理解？佛家以为，世人的淫欲不过是贪恋人间的美色，而世人眼中的美貌女子也终不过是红粉皮囊包裹下的一具骷髅而已。所以他们用来戒断对美色欲望的方法就是想象人身体内部种种不干净的地方。还会让修行者去观看过世者的尸体，甚至是已经腐烂掉的，使得他们在看到美艳的女子时本能地想象出她们的体内存在各种不洁的东西，她们在死后也会化成一堆枯骨。用存在于他们脑海中种种不洁净的联想画面来消除对眼前美貌女子的爱慕之情。

　　其实佛家的这种不净观，利用的就是心理暗示的作用。他们先给修行者灌输不净的观念，然后让他们近距离观看，在脑海中形成不净的具体画面。一直到这种不净的观念和画面在美色之间建立起联想机制。一看到美艳的女子就会想到种种不净之物，脑海中还能浮现出不净的画面。在这种强烈的心理暗示下，对于美色的本能欲望自然就能消除。

那么戒烟的时候这个方法对我们的戒烟者也有帮助吗？答案是肯定的，而且还会有很大的帮助。有不少戒烟者就是因为看了自己的肺部照片才决定戒烟的，还有一些人是因为在医院看到了几十年烟龄抽烟者的肺部照片。那种视觉的冲击力带给抽烟者的是震撼和惊惧，从此以后再也难以忘掉。以至于以后再拿起香烟的时候，这个画面就会在脑海中浮现，这时候再看看手中的香烟，吸引力好像也就没那么大了。其实，这些人平时也没少听那种吸烟有害健康的劝说。想让他们早些戒烟的家人都经常会跟他们说抽烟会导致哪个部位发生什么样的病变，也包括我们在前面介绍过的很多香烟对身体健康的种种危害，但那些只不过是字面上的理论知识。就算是读懂了，也不会在心里留下多么深刻的印象。也许读的时候，对书中所写的这些内容也深表认同，也会闪出一定要戒烟的念头。我们对于"吸烟有害健康"的种种详细介绍，就像佛家对于不净观理念的讲解一样，都是属于观念的灌输。但是如果只做到这一步的话，还不足以起到更大的现实作用，对于戒烟者的警诫或者说是对于戒烟者的帮助还不够大，因为他们还没办法消除对香烟的欲望和渴求。

想要用这种方法消除戒烟者对香烟的欲望，那就用更加直观、更加具有画面感和视觉冲击力的办法。那就是把因为抽烟而引起病变部位的照片拿给抽烟者看，这种照片让抽烟者看在眼里，绝对能够在心中留下无法磨灭的印象。而且特别容易在抽烟和这些照片之间建立起联想机制，这种联想机制建立以后我们之前对抽烟、对健康损害的介绍才算起到了真正的作用。在戒烟的过程中，想要彻底消除我们对于香烟的欲望，这也是个值得一试的方法。

## 远离无聊，寻找自己的心流状态

　　我们经常会说这样一句话：世上本无事，庸人自扰之。其实如果要更加客观一点来表述的话，这句话也可以改为：世上本无事，闲人自扰之。世界上很多闲事和是非都是因为有些人实在是太闲了，没事也总能琢磨出点事儿来。而戒烟者在度过了最初的戒断反应期之后，很多时候想要抽烟就是因为自己太无聊了。一旦闲下来之后，就会想着应该干什么了，因为抽烟者在平时一旦得闲都会选择抽一支烟，所以在这么多年抽烟习惯的影响下，抽一支烟就成了应该做点什么的第一选项。可是，就算在他们没有戒烟的时候，偶尔也会"忘记"抽烟，有时候是因为自己实在是太忙了，没时间想抽烟这事儿，有的时候则是因为对某件事情实在是太感兴趣，做事的时候过于专注而分不出心神来想抽烟的事情。而这种能让抽烟者忘记抽烟的状态就是我们要说的心流状态。一旦进入了这种状态，就是香烟夹在手里都顾不上去抽一口，而是任由香烟在手指间静静地燃烧，甚至是烧到了手指都不自知。更不要说是处于戒烟状态的戒烟者了，如果能够经常让自己处于这种状态，戒烟就会变得容易得多了。

怎么才能让戒烟者经常处于心流的状态，而忘记想要抽烟这回事儿？我们得先来了解一下什么是心流状态。心流是心理学中的一个术语，指的就是当人们在专注某项行为时所表现出来的状态。因为处在这种状态的人，会把除了正在关注的这点事情之外的所有人和事抛在脑后，所以通俗一点来说，又叫作忘我状态。一旦人们进入了心流状态，他们不但会沉浸在这件事情中无暇顾及其他，还会对强行打断他们的任何事物产生强烈的反感，也就是心理学上所说的抗拒中断。除此之外，这种把个人精力完全倾注在某种活动上的状态，往往会极大地提高做事的效率和创造力。不但过程中会有强烈的愉悦感，还会因为高效率和高创造力而收获充实感和成就感。

我们经常可以看到一些工作狂，为了工作可以不眠不休，甚至连吃饭都顾不上。在外人看来这是非常辛苦的，但是做事儿的人却浑然不觉，反而是一副乐此不疲的样子。还有一些创作型的艺术家，一旦找到了所谓的灵感之后就像着了魔一样。如果这时候身边的人出于关心提醒他们吃饭或者是休息的话，还会惹得他们暴跳如雷。这种种让旁人感到费解的事情，其实都是心流状态作用下的结果。还有我们生活中更常见的就是，当喜欢下棋的人在对弈的时候，尤其是遇到一个好的对手；当热爱阅读的人捧着一本喜爱的读物的时候；当酷爱游戏的人在虚拟的世界里大显身手的时候；当喜欢看小视频的人在刷抖音的时候……这些都会有一种时间停止了的感觉，自己感觉好像一眨眼的工夫，实际上时间却已经过去了很久。

既然心流状态不但能够让戒烟者忘记烟瘾的存在，还能给人们的生活带来这么多的好处。我们怎么才能让自己经常处于这种状态呢？下面我们分享几个能够让我们迅速进入心流状态的关键，做到了这几点之后，就会知道心流状态也并不是一种可遇不可求的事情：

首先，是我要做而不是要我做。心流状态之所以会有那么多的好处，一个关键的特征就是专注，而兴趣就是专注的最佳理由。相对于那些在别人的要求下被迫去做的事情，自己真正想要去做的事情才会更加容易做到专注，尤其是这种可以进入心流状态的极度专注。所以想要进入心流状态，最好是选择自己真正想要做的事情。

其次，要有刚刚好的难度。只有挑战具有难度的事情成功之后才会有强烈的成就感。如果是随随便便就能做到的事情，也就没有什么吸引力了，更不会让人们投入更多的关注。所以选择的这个事情一定要有一定的难度，但是这个难度又不能太大。应该是属于那种跳一跳就能够得着的目标，如果难度过大没有了挑战和征服的可能，也会因为看不到希望而让人变得迷茫，从而把注意力转移到别的地方。

最后，正向和及时的反馈。心流状态的沉浸感，离不开及时的反馈。这一点在游戏上体现得特别明显，玩游戏也是一种典型的心流状态，玩游戏的人对身边的人和事几乎都能做到不闻不问。这种心流状态跟游戏里的反馈机制是分不开的，每一次当游戏者按下最后一次鼠标之后，不论成败都会出现及时的反馈。成功了还想再胜一局，失败了希望从头再来。这种反馈机制让人根本就舍不得放手。

　　上面就是能够帮助我们进入心流状态的三个关键，掌握了心流的秘密，不只是对戒烟有着很大的益处，甚至能够改变我们的生活。我们不但可以在戒烟的时候让自己经常处于心流状态，远离无聊，在戒烟以后，也能用这种方法提高自己的工作效率和创新能力，因为获得的充实感和成就感会让自己的生活变得更加积极乐观。

## 先做好一件小事儿，让自己建立信心

几乎所有的人都知道戒烟虽然不那么容易，但是一定要有足够的信心。我们现在所做的所有事情，都是为了建立戒烟一定能够成功的信心。很多人在做决定的时候都是信心满满的，坚信自己一定能成功。可是很多人在面对实际困难，特别是比较大的困难时，就很有可能发生动摇。很多戒烟者就是这样，当初决定要戒烟的时候信心满满，但是当烟瘾来袭的时候，不要说当时的信心，就是现在家人的鼓励都不一定能起到多大的作用。因为信心并不是别人的一句鼓励就能凭空生出来的，反复对自己说一定要有信心，虽然某些时候确实能够起到一定的作用，但总归坚持不了多久。

但是戒烟又不能没有信心，一旦自己的信心发生动摇，戒烟失败也就成了早晚的事儿了。这样的问题我们又该怎么去解决？有一个比较好用的方法就是重新培养自己的信心，只有把自己的信心重新培养起来，才能增加戒烟成功的胜算。可是要怎样才能重新培养起自己的信心呢？那会不会特别难呢？不是说反复告诉自己的也不一定会有用吗？

首先，当发现自己的信心快要发生动摇的时候，不停地跟自己说一定要有信心，这样的做法很有效。想要重新培养自己的信心，并没有我们想象的那么难。至于说戒烟者到底需要用什么方法来重新培养自己已经发生动摇的信心，我们先来了解一下信心到底是怎么来的。

信心就是从一次次成功的实践中来的。不是自己对自己说我要有自信，然后就有自信了，也不是别人鼓励你说你要想成功就一定得有自信，然后你就有自信了。那只能说明你必须得自信，但是并不保证你真的会有自信。而真正实实在在的自信，得靠自己一步一步踏踏实实地做出来。我们看看社会上那些比较成功的人，他们都是很自信的人，因为做成过很多事情。这些做成的事情就是他们自信的来源，这种自信是深入骨子里的，他一句话不说就往那里一站，谁都能看出来他的这份自信。与这些人相对的还有一些人，他们有时候也会觉得自己是很有自信的，那就是被成功学激励起来的那些人，他们站立的时候会有意地抬头挺胸，说话的时候会特意把语调拔高。这并不是真的有自信，而是所有的人都在告诉他应该有自信，他自己也会这么跟自己说。所以，他只是在努力让自己看起来像有自信的样子而已。不过，旁人却能够从这种好像有自信的表象中看出他的不自信。因为他的这种自信的来源是别人的道理，而不是已经做过的事实。

但是已有的成功只能代表着过去，又怎么能变成信心影响到未来事情的成败呢？因为人都有给人贴标签的习惯，当然他们也会给自己贴标签，这在心理学中被称为标签效应。我们只说人们怎么给自己贴上标签的，一个人会给自己贴上什么样的标签，取决于自己以往做事的实际情况。如果是成功的多，他就会给自己贴上一个能力很强、很能干的标签。这时候他对自己的能干是深信不疑的，并在以后做其他事情的过程中努力让自己符合这个标签的定义。这就是真正的自信。反之，如果以往的他总是事事无成，他就无法给自己贴上这样的标签。就算是别人对他说你要有自信，他也跟自己这么说，但是他心里知道自己不是。所以，他只能是在假装有自信。

　　说到这里就不难想到问题的答案了，怎么重新培养自己的自信，就是用一系列的成功让他给自己贴上一个很能干、能够掌控一切的标签。一旦现实让他对自己能够掌控一些的判断信以为真，他马上就会重新成为一个非常有自信的人，而且是那种真正的自信，而不只是挂在口头上的那种。要用一系列成功的事实来重新培养自己的信心，这听起来好像很难的样子，毕竟戒烟这件事想要做成就已经很不容易了。这一点完全不用担心，重新培养信心确实需要一定的事实作为基础，但是到底是什么样的事实，却在你的掌控范围之内。你尽可以选择一些并不是很难做到的事情，很多人都会有这样的真实体验：当我们感觉到沮丧，信心不再的时候，我们去打了一场篮球。因为这是你喜欢且擅长的，你在场上成为自己一方核心并取得了胜利。你就会觉得，你的自信又回来了。你并不是一个那么容易就被打败的人。

　　没错，你可以选择一些类似于打篮球这样的事情来做。虽然会有一定的难度，但是这是你擅长的，付出努力之后能够成功的事情。很多刚开始创业的年轻人，在他们看起来也具有一种发自内心的自信，但是他们之前并没有创业成功过。他们的自信就是来自这些小成功和小胜利，很多这样的年轻人都有为自己制定各种小目标的习惯。比如，每天做二百个俯卧撑，每天跑步五公里，他们会有一个表格，每完成一天就给自己画上一个对号。这就是他们真正自信的来源。

当然，这并不是在否定正向自我暗示和家人鼓励的作用，不管是在戒烟还是在我们的生活中，它们都起着积极的作用。只不过它们的作用在于促进和加强，而起不到决定性作用，而起决定性作用的还是这种以现实为基础的自信。

## "破戒"不可怕，破罐破摔才可怕

很多戒烟失败的人在谈到自己失败的原因的时候都会说出类似的一些理由：

"本来我已经坚持好几个月了，可是那次的事情实在是让人抓狂，当时就想着要抽一支来缓解一下情绪，于是就又开始抽了……"

"其实我都戒烟差不多有一年的时间了，刚好赶到年底跟朋友们聚在一起。有些朋友已经好几年都没见了，不知不觉就喝得有些高了。然后迷迷糊糊地就破功了……"

　　"遇上几个抽烟比较凶的客户，让烟已经成了他们下意识的动作，虽然我之前说过我正在戒烟，可是相谈甚欢时他们还是会时不时地递烟过来。一时没忍住就破戒了……"

　　几乎所有戒烟失败的人都会说出类似这样的原因，戒烟之前确实是下了很大的决心，也做了很多周密的准备。但是事情总是在不经意间发生逆转，本以为经过之前的努力，已经熬过了最艰难的时刻，可还是一不小心就破戒了，之前的所有努力都付诸东流。每每他们说起这些事情的时候，都表现出一种痛心疾首却又追悔莫及的表情来。一边抽着烟，一边追忆着这个错误的时刻，但是话语间透露出来的确实是一种解脱的轻快感觉。

　　不过以上原因并不是我们讨论的重点，这些事情在戒烟过程中出现是再正常不过的了。虽然我们并不希望这种事情出现，而且也在尽力避免，但是我们担心的这些事情还是会不断地发生，这是一个事实，我们不可否认。我们现在要重点关注的是这种情况出现以后该如何去应对。面对这种情况，不同的人会做出不同的选择，当然导致的结局也是不一样的。在所有发生这种情况的戒烟者当中，我们看到最多的就是像上面这些讲述失败经历的人。为什么他们讲述这个事情的时候还会偶尔有一种解脱的轻快感呢？这是因为他们早在事情还没有发生之前就产生了"投降"的念头，但是他并不想承担主动放弃的责任。一方面是担心来自别人的指责，另一方面如果主动放弃的话，自己也会感到愧疚。于是当这样的念头在潜意识中不断涌动的时候，他们并不会立即放弃，都是会再坚持一段时间。坚持的目的就是在等待一个契机，一个能让他们坦然放弃的外界因素。我们上面提到的种种理由，都是能导致他们放弃坚持的一个很好的契机。当这种情况发生的时候，他们就会果断地抓住这个契机，因为有了这些外界因素可以甩锅，所以他们放弃的时候获得的反而是那种解脱的轻快感，懊恼和悔恨的成分并不是很多。

还有一种人在这种情况发生的时候也会选择放弃，对于那些人来说这种突如其来的"破戒"真的是一种意外。跟第一种已经酝酿了好久要放弃的人不同，他们之前对自己成功戒烟有着比较大的信心。他们选择放弃是因为对自我的彻底否定，他们大多是一些完美主义者，对自己要求比较严格，在他们的世界里对就是对、错就是错，根本没有中间地带存在的空间。这样的性格好处就是，因为对自己的要求比别人更加严格，所以出现错误的概率会比其他人要低一些。可是一旦出现纰漏，就特别容易陷入自我否定中，自己的信心就会一扫而空，当然也就坚持不下去了。这就是我们经常说的"破罐子破摔"，没摔之前，对他来说就是一个完美的艺术品，他会捧在掌心视若珍宝。可是一旦出现了破损，马上就会弃之不顾，当成垃圾一般扔得远远的。他们一旦因为某种原因复吸了，哪怕是一次，就会非常坚定地放弃戒烟。而这种放弃比第一种放弃对我们的影响还要大，第一种人放弃的不过是戒烟而已，而这种具有强烈完美主义倾向的人一旦放弃了，也就放弃了对自己的信心。一旦陷入自我否定的心理状态，这对他生活的方方面面都会有很大的影响。

当然并不是所有偶尔复吸的人都会放弃戒烟的，有的人虽然在戒烟的过程中偶尔也抽过那么几次，但最后还是成功地把烟给戒了。为什么别人一破戒就宣告戒烟失败，但是他们能坚持到底呢？因为在他们的认知里有一个灰色地带，在黑与白之间有一个缓冲带。所有人都愿意永远都是正确的，永远不要犯错误。但是这并不科学，也是不可能的事情。不管我们有多优秀，也不管我们努力到什么程度，都没办法保证某个过程中永远不会出现任何错误。所以，如果用黑和白来代表正确和错误的话，我们身处的世界其实是灰的，是用正确的白和错误的黑交织起来的。所以我们的认知一定要跟现实相匹配才行，我们的认知和现实的兼容性越高，我们做一件事情时成功的概率就会越高。现在流行一种说法叫作"灰度认知，黑白决策"，我们在做决定的时候一定要是黑白分明的，非常清晰明了地提出我要做什么，做到什么程度，而且还一定要做到，这个态度还是非常坚决的。但是在实行的过程中，一定要充分地认识到这个世界是灰的，我们要做的这件事情也是。我们将竭尽全力避免错误，但是要有可能会出现错误的思想准备。当错误出现的时候，要再次明确目标，坚定自己的态度。而且从烟瘾的形成过程来说，烟瘾的形成是一个长期的过程，不是多抽一支少抽一支就能翻转结局的。反倒是很多烟瘾很重的抽烟者在戒烟的过程中是允许他们偶尔抽一支的，就是为了缓和戒断反应所带来的影响。所以，理智面对戒烟中偶尔复吸的情况，是每一个戒烟者都要做好的心理准备。"灰度认知，黑白决策"，不因为偶尔的复吸就自乱阵脚，更不能破罐子破摔彻底放弃，这是我们在戒烟时应该具备的一种态度。当然，在戒烟过程中的复吸并不是什么好的现象，自然也应该竭尽全力避免这种事情的发生。我们强调的灰度认知，是面对这种不利情况的一种智慧。